重点专病专科系列丛书

胃下垂的中西医结合诊疗

柯 晓 黄恒青 主编

科学出版社
北京

内 容 简 介

　　胃下垂是临床的常见病、多发病，常见于瘦长体形的女性、经产妇、多次腹部手术而伴腹肌张力消失者，尤多见于消耗性疾病和进行性消瘦者。

　　本书分别从西医、中医两个方面进行系统总结。西医方面主要从发病机制、诊断及内外科治疗等方面进行论述；中医方面则包括中医相关理论、病因病机及辨证论治、常用中药及中成药、外治治疗、预防调护等，同时还分享了中西医结合治疗胃下垂的宝贵经验，并加入当代名医诊治经验、当代名医医案赏析等，以希促进读者进一步了解和认识胃下垂，提高理论知识水平。

　　本书可供中医内科、中西医结合消化病科从业医师，医学院校学生及对消化系统疾病感兴趣的广大非医务工作者学习阅读，也可作为工作及学习的工具书及辅助参考资料，同时还为广大胃下垂患者介绍先进而科学的知识，提供更加可靠的医疗保健方法。

图书在版编目（CIP）数据

胃下垂的中西医结合诊疗／柯晓，黄恒青主编. —
北京：科学出版社，2020.11
（重点专病专科系列丛书）
ISBN 978 - 7 - 03 - 066649 - 9

Ⅰ.①胃… Ⅱ.①柯… ②黄… Ⅲ.①胃下垂一中西
医结合疗法 Ⅳ.①R572.105

中国版本图书馆 CIP 数据核字（2020）第 214134 号

责任编辑：陆纯燕／责任校对：谭宏宇
责任印制：黄晓鸣／封面设计：殷 靓

科 学 出 版 社 出版
北京东黄城根北街 16 号
邮政编码：100717
http://www.sciencep.com

南京展望文化发展有限公司排版
苏州市越洋印刷有限公司印刷
科学出版社发行 各地新华书店经销

*

2020 年 11 月第 一 版 开本：787×1092 1/16
2020 年 11 月第一次印刷 印张：8 3/4
字数：202 000

定价：80.00 元
（如有印装质量问题，我社负责调换）

前　言

胃下垂是临床的常见病、多发病。2012年有研究报道3 124例X线钡餐造影检查，结果显示胃下垂的总体发生率为9.80%，女性明显高于男性。胃下垂患者的生活质量受到严重影响，也给患者带来了严重精神负担及经济负担。近年来，随着现代医学技术的蓬勃发展，中西医对胃下垂的研究日趋深入，在其病因、发病机制及临床治疗的研究上取得令人瞩目的成绩。但是医学无止境，目前对胃下垂的认识尚不完全，为进一步提高临床医师对胃下垂的认识，提高临床诊断和治疗水平，更好地缓解广大患者的痛苦，故编撰此书。

胃下垂是在拥有现代检查手段后才明确诊断的病名，古代中医文献中没有"胃下垂"这一名词。现代认为有关胃下垂的记载最早来源于《灵枢·本脏》："脾应肉，肉䐃坚大者，胃厚；肉䐃幺者，胃薄。肉䐃小而幺者，胃不坚；肉䐃不称身者，胃下，胃下者，下管约不利。肉䐃不坚者，胃缓……"因此，现代中医用"胃缓"来指代"胃下垂"。

目前认为胃下垂的发病机制主要与膈肌悬吊力不足，支持腹内脏器的韧带松弛，腹内压降低，以及胃内移动度增大有关。轻度胃下垂多无明显症状，中度以上胃下垂患者则可表现为不同程度的上腹部饱胀感，食后尤甚，并可见嗳气、厌食、便秘、腹痛等症状。此外，患者常有消瘦、乏力、低血压、心悸和眩晕等表现。

辅助检查主要有X线钡餐造影、超声检查等。治疗方面西医内科多以对症治疗为主；外科多采用胃大部分切除术、胃体缩短加悬吊术等方法，但存在并发症及疗效差异较大等问题；此外，还有胃黏膜针刺、体外反搏、胃托等治疗，但仍缺乏高级别的证据支持。中医在治疗胃下垂方面积累了丰富的经验，近年来，大量临床报道表明，内服中药、针灸、推拿、穴位埋线等方法治疗胃下垂均有较好的临床疗效。因此，以单纯中医或中西医结合方法治疗胃下垂，值得在临床上大力推广及应用。

本书主要对胃下垂的发病机制，相关中医理论，现行中医、西医及中西医结合诊疗胃下垂的治疗方法、用药做出归纳和总结，力求达到科学性、启发性、先进性和适用性的统一。本书的编写本着"在总结中求创新"的原则，从规划、编写、审定等各个环节，多次组织专家进行认真讨论，不断完善，保证质量，敢于挑战，努力创新，既从西医系统总结，又突出中医特色与优势，同时注重临床诊疗的思维培养。在编写过程中，一是着重介绍胃下垂病因及发病机制，西医方面从胃的解剖结构开始，到各种发病因素，再到症状、体征、辅助检查及治疗方法等进行详细的论述；中医方面则着重分析脾胃功能及其他脏腑功能与本病的相关性，并归纳总结胃下垂的病因病机和辨证论治，使读者系统性地认识胃下垂，便于读者理解和记忆。二是收集大量名老中医对本病的认识及经验，同时精选多位名老中医的临床验案，通过病案，纵向体现中医理法方药的应用特点。本书全面地总结国内外的最新研究成果，内容翔实，涉及面广，有理有据，简洁明了，可读性强，可使读者进一步了解和认识胃下垂，提高理论知识水平。

本书邀请世界中医药学会联合会消化病专业委员会副会长、世界中医药学会联合会盆底专业委员会副会长、中国医师协会中西医结合医师分会消化病学专业委员会副主任委员、中国中西医结合学会消化系统疾病专业委员会秘书长、中国医疗保健国际交流促进会中西医结合消化病学分会副主任委员、福建中医药大学柯晓担任主编。同时还邀请中华中医药学会脾胃病分会副主任委员、中国民族医药学会脾胃病分会副会长、福建省中医药学会脾胃分会主任委员、福建中医药大学黄恒青担任主编。

本书在编写过程中力求内容全面、层次清晰，望其具有临床实用价值，为工作在一线的医护人员提供更好的指导和帮助。

本书适合于中医内科、中西医结合消化病科从业医师，医学院校学生及对消化系统疾病感兴趣的广大非医务工作者学习阅读，也可作为工作及学习的工具书及辅助参考资料。希望通过本书，提高全社会对胃下垂的认识，促进对胃下垂的临床诊断治疗及相关研究。

由于时间仓促，专业水平有限，书中如有不妥及纰漏之处还望读者及同仁不吝指正，提出宝贵意见，以便今后修订完善。

柯　晓

2020 年 5 月

目　　录

第十章　胃下垂的预防调护
—— 116 ——

第一章 胃的解剖、功能及胃下垂的发病机制

第一节 胃 的 解 剖

胃是消化管中最膨大的部分,上连食管,下连十二指肠(图1-1)。

一、胃的形态和分部

胃的形态受体位、体形、年龄、性别和胃的充盈状态等多种因素影响。完全空虚的胃略呈管状,高度充盈时可呈球囊形。

胃有前、后壁,大、小弯和入、出口之分。胃前壁朝向前上方,后壁朝向后下方。胃小弯凹向右上方,其最低点弯度明显折转处称角切迹。胃大弯大部分凸向左下方。胃的近端与食管连接处是胃的入口称贲门。贲门的左侧,食管末端左缘与胃底所形成的锐角称贲门切迹。胃的

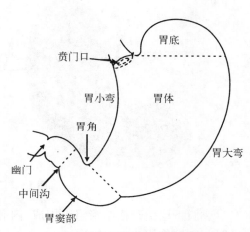

图1-1 胃的解剖示意图

远端接续十二指肠处,是胃的出口,称幽门。由于幽门括约肌的存在,在幽门表面有一缩窄的环行沟,幽门前静脉常横过幽门前方,这为胃手术提供了确定幽门位置的标志。

通常将胃分为贲门口、胃底、胃体、幽门部4部。贲门附近的部分称贲门部,界域不明显;贲门平面以上,向左上方膨出的部分为胃底,临床有时称胃穹窿,内含吞咽时进入的空气,约50 mL,胃部X线片可见此气泡;自胃底向下至角切迹处的中间大部分称胃体;胃体下界与幽门之间的部分称幽门部;幽门部的大弯侧有一不甚明显的浅沟称中间沟,将幽门部分为右侧的幽门管和左侧的胃窦部,幽门管长2~3 cm,幽门窦通常位于胃的最低部,胃溃疡和胃癌多发生于胃的幽门窦近胃小弯处。

二、胃的位置

胃的位置常因体形、体位和充盈程度不同而有较大变化。通常,胃在中等程度充盈时,大部分位于左季肋区,小部分位于腹上区。胃前壁右侧部与肝左叶和右叶相邻,左侧部与膈相邻,被左肋弓掩盖。胃前壁的中间部分位于剑突下方,直接与腹前壁相贴,是临床上进行胃触诊的部位。胃后壁与胰、横结肠、左肾上部和左肾上腺相邻,胃底与膈和脾相邻。胃的贲门和幽门的位置比较固定,贲门位于第11胸椎体左侧,幽门约在第1腰椎体右侧。胃大弯的位置较低,其最低点一般在脐平面。胃高度充盈时,胃大弯

下缘可达脐以下,甚至超过髂嵴平面。胃底最高点在左锁骨中线外侧,可达第6肋间隙高度。

三、胃壁的结构

胃壁分为黏膜层、黏膜下层、肌层和浆膜层四层。黏膜层柔软,血供丰富,呈橘红色,胃空虚时形成许多皱襞,充盈时变平坦。沿胃小弯处有4~5条较恒定的纵行皱襞,皱襞的沟称胃道(图1-2)。在食管与胃交接处的黏膜上,有一呈锯齿状的环形线,称食管胃黏膜线或齿状线。此线是内镜检查时鉴别病变位置的重要标志。幽门处的黏膜形成环形的皱襞称幽门瓣,突向十二指肠腔内,有阻止胃内容物进入十二指肠的功能。

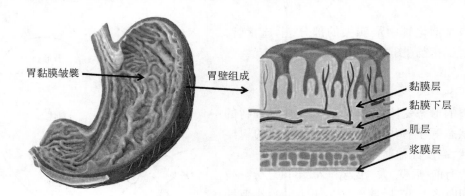

胃黏膜皱襞 胃壁组成 黏膜层 黏膜下层 肌层 浆膜层

图1-2 胃壁结构示意图

黏膜下层由疏松结缔组织构成,内有丰富的血管、淋巴管和神经丛,当胃扩张和蠕动时起缓冲作用。

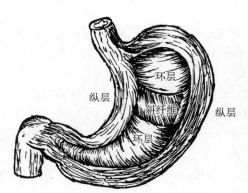

环层 纵层 斜纤维 纵层 环层

图1-3 胃壁肌层示意图

肌层较厚,由外层纵行肌、中层环行肌、内层斜行肌三层平滑肌构成(图1-3)。外层纵行肌以胃小弯和胃大弯处较厚。中层环行肌较纵行肌发达,环绕于胃的全部,此层在幽门处较厚称幽门括约肌,在幽门瓣的深面,有延缓胃内容物排空和防止肠内容物逆流至胃的作用。内层斜行肌是由食管的环行肌移行而来,分布于胃的前、后壁,起支持胃的作用。

浆膜层,即外膜。临床上常将胃壁的四层一起称为全层,将肌层和浆膜两层合称为浆肌层(图1-2)。

四、胃的固定

胃的固定结构除了贲门部、十二指肠悬韧带2个固定点外,主要靠胃膈韧带、胃肝韧带、胃脾韧带及胃结肠韧带的固定,胃的各部可在一定的范围内左、右、上、下及前后移动。十二指肠大部分是腹膜外位脏器,位置较固定,十二指肠球部位于第1、第2腰椎椎体的右侧,十二指肠圈呈"C"形围绕在胃窦的右上方。胃的固定结构松弛时,十二指肠球部的位置同时向下左侧发生移位至第 3 腰椎椎体并与脊椎重叠,甚至移到脊椎的左侧,胃窦部位于十二指肠圈(降部)的下方,并且出现相应的临床症状[1]。

一般来说,人体腹腔脏器的位置需要由以下几个作用来进行固定[2]：① 横膈的位置和膈肌的活动能力;② 腹肌力量及腹壁脂肪层厚度的作用;③ 邻近脏器或某些相关韧带的固定作用。所有对患者膈肌位置产生影响的因素都会让患者出现胃下垂的症状,如膈肌活动力降低,腹腔压力降低,腹肌收缩力减弱,胃膈韧带、肝胃韧带、胃脾韧带、胃结肠韧带过于松弛等。

(一)胃周围筋膜解剖结构与功能

胃周围筋膜组织在显微镜下观察大部分是以间皮细胞构成,然后由结缔组织的支撑和维持固定位置来共同形成的一层膜状组织,大致由胃腹侧系膜、胃背侧系膜组成。胃腹侧系膜包含肝十二指肠韧带、肝胃韧带、胃小网膜囊;胃背侧系膜包括脾胃韧带、胃结肠韧带、胃膈韧带、胃胰皱襞、肝胰皱襞、横结肠系膜融合筋膜和大网膜囊。

解剖中测量肝十二指肠韧带长度 14.50 ~ 35.21 mm(25.34±0.49 mm),宽 20.24 ~ 46.48 mm(32.29±0.56 mm),厚 13.71 ~ 31.32 mm(20.37±0.29 mm);肝胃韧带长度 30.94 ~ 45.78 mm(36.72±0.37 mm);胃膈韧带长度 38.48 ~ 58.54 mm(44.51±0.87 mm);脾胃韧带长度 32.17 ~ 44.52 mm(38.76±0.36 mm);胃结肠韧带长度 47.63 ~ 55.39 mm(51.27±0.42 mm)。

(1)肝胃韧带与肝十二指肠韧带：肝胃韧带连接肝左叶下横沟和胃小弯,肝十二指肠韧带连接肝门和十二指肠,共同构成小网膜,为双层腹膜结构。肝十二指肠韧带中含胆总管、肝动脉和门静脉。

(2)脾胃韧带：是胃底和脾门之间的双层腹膜结构,向下与大网膜左侧部连续。

(3)胃结肠韧带：由连接胃大弯和横结肠之间的大网膜的前两层相连部分形成。

(4)胃膈韧带：连接胃大弯上部胃底与膈肌的结构。

(5)胃胰皱襞：位于肝胃韧带的深处小弯侧贲门下 1.5 ~ 2 cm 处,胃小弯侧壁与胰腺紧密相连的部分,实质是在肝胃韧带的后方、胃小弯的较高处的腹膜皱襞。

(6)肝胰皱襞：连接胰体和肝左叶脏面之间的腹膜皱襞。

(7)胃胰韧带：胃窦部后壁连接胰头颈部的腹膜皱襞。此外,胃小弯贲门处至胰腺的腹膜皱襞,其内有胃左静脉。

(二)腹内压形成机制

1. 腹外斜肌

为宽阔的扁肌,位于腹前外侧部的浅层,以 8 个肌齿起源自下 8 根肋骨的外面,与前锯肌、背阔肌的肌齿相互交错,肌纤维斜向前下,后部肌束向下止于髂嵴前部,其余肌束向内移行于腱膜,经过腹直肌的前面,并参与形成腹直肌鞘的前层,在腹正中线终于白线。腹外斜肌腱膜的下缘卷曲增厚连于髂前上棘与耻骨结节之间,形成腹股沟韧带。腹股沟韧带内侧端有一小束腱纤维向下后方返折至耻骨梳,为腔隙韧带。腔隙韧带延伸并附于耻骨梳的部分称耻骨梳韧带。

2. 腹内斜肌

大部分位于腹外斜肌深面,起始于胸腰筋膜、髂嵴和腹股沟韧带的外侧 1/2,肌束呈扇形,即后部肌束几乎垂直上升止于下位 3 根肋骨,大部分肌束向前上方,延续为腱膜,在腹外直肌外侧缘分为前、后两层包裹腹直肌,参与构成腹直肌鞘的前层及后层,在腹正中线终于白线。腹内斜肌下部起于腹股沟韧带的肌束行向前下,从精索前面越过,延续为腱膜。与腹横肌的腱膜汇合成为腹股沟镰,止于耻骨梳的内侧端及耻骨结节附近。腹内斜肌的最下方发出一些细散的肌纤维,包绕精索和睾丸,形成提睾肌,收缩时可上提睾丸。

3. 腹横肌

在腹内斜肌深面,起自下 6 肋软骨的内面、胸腰筋膜、髂嵴和腹股沟韧带的外侧 1/3,肌束横行向前延续为腱膜,腱膜越过腹直肌后面参与组成腹直肌鞘的后层,终于白线。腹横肌最下部的肌束和腱膜下缘的内侧部分,分别参与构成提睾肌和腹股沟镰。

4. 腹直肌

位于腹前壁正中线两旁,居腹直肌鞘中,上宽下窄,起自耻骨联合和耻骨嵴,肌束向上止于胸骨剑突和第 5~7 肋软骨前面。肌的全长被 3~4 条横行的腱划分成几个肌腹,腱划系结缔组织构成,与腹直肌鞘的前层紧密结合,为肌节愈合的痕迹。在腹直肌的后面,腱划不明显,未与腹直肌鞘的后层愈合,因此,腹直肌的后面是完全游离的。

腹前外侧肌群就是由以上 4 块肌肉组成的,其参与形成牢固而有弹性的腹壁,具有保护腹腔脏器,维持腹内压力的重要作用。若肌张力减弱,就可能导致腹腔脏器的下垂。

第二节 胃 的 运 动

在整个消化道中,除口、咽、食管上端和肛门外括约肌是骨骼肌外,其余部分的肌肉组织都是平滑肌。消化道平滑肌是胃肠运动的结构基础,通过其舒缩活动对进入消化道的食物进行破碎、混合和推进,帮助食物充分消化、吸收。消化道平滑肌除了具有一般平滑肌的共同特性(如兴奋性、传导性和收缩性)外,还具有其自身的特点。

一、消化道平滑肌的特性

(1)消化道平滑肌的兴奋性较骨骼肌低,潜伏期、收缩期和舒张期所占的时间均比骨骼肌长,而且变异较大。

(2)消化道平滑肌有自动节律性,但频率较低,节律不及心肌规则。

(3)消化道平滑肌经常处于微弱的持续收缩状态,即具有紧张性。这种紧张性对消化道保持一定的形态和位置,以及使消化道内保持一定的基础压力具有重要意义。消化道平滑肌的各种收缩活动都是在紧张性的基础上发生的。消化道平滑肌具有很大的伸展性。消化道为中空器官,其管壁平滑肌富有伸展性,这一特点使消化道能够容纳食物。

(4)消化道平滑肌对电刺激和针刺、刀割等机械刺激不敏感,但对缺血、机械牵张、温度和化学刺激等则很敏感。

二、消化道平滑肌的电活动

消化道平滑肌细胞之间存在缝隙连接,细胞间的缝隙连接可使电信号在细胞间传递,因此消化道平滑肌电活动的形式比骨骼肌复杂得多,主要有三种形式:静息电位、慢波电位和动作电位。

(一) 静息电位较小,主要由 K^+ 外流引起

消化道平滑肌静息电位的幅值较低、波动较大,实测值为 $-60 \sim -50$ mV。其产生的机制主要是由于细胞内 K^+ 外流和生电性钠泵的活动造成的。此外,少量 Na^+、Ca^{2+} 的内向扩散也参与静息电位的形成。

(二) 膜电位可发生自动、周期性的去极化和复极化,形成慢波电位

消化道平滑肌在静息电位的基础上可自发产生节律性的轻度去极化和复极化,由于其频率较慢而被称为慢波。由于慢波决定平滑肌的收缩节律,又称基本电节律。慢波幅度较小,为 $10 \sim 15$ mV,持续时间数秒至十几秒不等。消化道不同部位慢波的频率不同:人类的胃为 3 次/分,十二指肠为 $11 \sim 13$ 次/分,回肠末端为 $8 \sim 9$ 次/分。

慢波起源于消化道纵行肌和环行肌之间的 Cajal 间质细胞(interstitial Cajal cell,ICC)。ICC 是分布在消化道自主神经末梢和平滑肌细胞之间的一类特殊细胞,它既不是神经细胞,也不是平滑肌细胞,而是一种兼有成纤维细胞和平滑肌细胞特性的间质细胞,它与平滑肌细胞的突起距离很近,在许多部位形成缝隙连接。ICC 产生的电活动以电紧张形式很快扩布到纵行肌和环行肌细胞,从而启动节律性电活动。目前,它被认为是胃肠运动的起搏细胞。去除支配平滑肌的神经纤维后,慢波依然出现,说明慢波的产生不依赖于外来的神经支配,但慢波的幅度和频率受自主神经的调节。过去认为,慢波本身不引起平滑肌收缩,但它能使细胞的静息电位减小,一旦达到阈电位,肌细胞膜上的电压依从性钙通道便开放,从而产生动作电位并引起肌肉收缩。现在认为,平滑肌细胞存在两个临界膜电位值:机械阈和电阈。当慢波去极化达到或超过机械阈时,细胞内 Ca^{2+} 增加,足以激活细胞收缩(收缩幅度与慢波幅度呈正相关),而不一定引发动作电位;当去极化达到或超过电阈时,则引起动作电位发放,这时进入细胞内的 Ca^{2+} 更多,收缩进一步增强,慢波上负载的动作电位数目越多,肌肉的收缩就越强。

目前认为,肠运动神经末梢、ICC 和平滑肌细胞组成一个功能元件,肠运动神经释放的神经递质与 ICC 表达的受体结合,影响 ICC 的活动,因为 ICC 与平滑肌细胞是电偶联关系,神经冲动可通过 ICC 传向平滑肌。

慢波产生的离子机制还不明了,可能与细胞膜上生电性钠泵的波动性活动有关,当钠泵活动暂时被抑制时,膜便发生去极化;当钠泵活动恢复时,膜电位便又回到原来的静息水平。用抑制钠泵的药物毒毛花苷 G 后,胃肠平滑肌的慢波随之消失。

(三) Ca^{2+} 是触发消化道平滑肌动作电位的偶联因子

平滑肌的收缩与骨骼肌类似,也需要 Ca^{2+} 作为偶联因子来启动兴奋-收缩过程。Ca^{2+} 通过钙调蛋白机制激活肌球蛋白,在肌球蛋白和肌动蛋白之间产生能量而引起收缩。平滑肌收缩时,细胞内的 Ca^{2+} 既可来自细胞外液中的 Ca^{2+},也可由细胞内钙库(主要为肌质网)释放 Ca^{2+}。平滑肌细胞膜上有两种钙通道:一种是电压依赖性钙通道,主要由动作电位的去极化所激活,慢波去极化达到机械阈时也可引起此通道开放;另一种

是受体控制性钙通道,主要由去甲肾上腺素激活。肌质网释放 Ca^{2+} 也是通过钙通道,此通道的调节机制至少有两种:一是三磷酸肌醇与其受体结合后引起钙通道开放;二是经通道进入胞质的 Ca^{2+} 可激活肌质网上的钙释放通道(ryanodine receptor,RyR)*,诱发肌质网释放 Ca^{2+}。

前列腺素、乙酰胆碱、儿茶酚胺、组胺及血管紧张素等体液物质能影响平滑肌的收缩。多数体液物质都是通过影响钙通道的开关而发挥作用。如乙酰胆碱通过与肌膜表面的 M 型受体结合,可激活钙通道,使胞外 Ca^{2+} 内流增加,引起继发性肌质网 Ca^{2+} 释放,从而使平滑肌收缩。儿茶酚胺通过兴奋细胞膜上 α-肾上腺素能受体,使 Ca^{2+} 激活的大电导钾通道(又称大电导激活型钾通道)开放,引起 K^+ 外流增加,肌膜发生超极化,导致平滑肌不易兴奋;若与 β-肾上腺素能受体结合,则使细胞内 cAMP 合成增加,促进肌质网上的钠泵激活,从而降低细胞内 Ca^{2+} 的含量,导致平滑肌舒张。组胺对平滑肌活动有兴奋和抑制双重效应,如果组胺与 H_1 受体结合,可使肠道平滑肌发生去极化,动作电位增多,平滑肌收缩加强;若与 H_2 受体结合,则能使细胞内 cAMP 含量增多,导致平滑肌舒张。

第三节 胃下垂发病原因及机制

胃下垂属消化道运动性疾病,它的发生发展受人体精神、体质、营养、疾病多种因素影响。正常情况下,胃有两种运动形式:一种运动形式是胃的紧张性收缩和容受性舒张,使胃保持正常形态与位置。如果胃的紧张性过低,则易引起胃扩张,发生胃下垂。另一种运动形式是蠕动。如胃的蠕动增强,可促进胃的排空;反之,胃的蠕动减弱,胃的排空时间延长,其容积、体积增大,超重负荷形成胃扩张,改变胃的正常生理形态和位置,导致胃下垂。目前胃下垂的发病原因及机制尚未完全阐明,现归纳相关主要学说如下。

一、腹内压减低

腹内压是指腹壁和内脏之间相互作用引起的腹腔内稳态压力,随吸气增高,随呼气下降,直接受实质性脏器和空腔脏器、腹水、血液或其他占位性病变和限制腹壁扩张因素等的影响。腹内压的变化根据呼吸摆动和腹壁阻力的变化而变化,成人生理情况下为 $0 \sim 5$ mmHg。但肥胖患者的腹内压可以达到 $10 \sim 15$ mmHg[3]。腹外斜肌、腹内斜肌、腹横肌、腹直肌 4 块肌肉组成腹前外侧肌群,此肌群的作用是共同形成牢固而有弹性的腹壁,是保护腹腔脏器,产生腹内压的一个主要因素。当腹肌力量减弱和腹壁脂肪层变薄时,会导致腹内压降低,进而引起腹腔脏器的下垂,其中包括胃下垂。在患者自身因素与腹内压的关系上,杨新平等[4]通过对患者性别、年龄、身高、体质指数等 14 项因子与腹内压的关系进行分析,认为只有性别和体质指数对腹内压有影响,一般男性患者平均腹内压为(6.4±3.4)mmHg,比女性患者平均高 2 mmHg,而随着体质指数的升高,腹内压也会明显升高,这也进一步说明胃下垂多见于体形消瘦者,且女性多见。

---

 * 一种对 Ca^{2+} 敏感的 ryanodine 受体。

二、邻接脏器、相关韧带的固定作用减弱及膈肌位置下降

胃的两端是相对固定的,这主要靠食管的贲门部韧带(胃结肠韧带、胃脾韧带、肝胃韧带)的固定及十二指肠-空肠弯在后腹壁的固定。除上述两端外,正常胃体可在一定范围内上下、左右或前后方移动。当邻接的脏器和相关韧带的固定作用减弱时,容易出现胃下垂。

三、胃肌张力减退

胃肌张力减退是引发胃下垂的重要因素,平滑肌张力的降低是胃肌张力减退的主要因素,也是探索胃下垂发病的重要靶点。而肌张力减退较复杂,可以是平滑肌本身的问题,也可以由神经系统调节异常、胃肠激素水平异常、药物影响等所导致。

(一)胃平滑肌异常

组成平滑肌的细胞数量减少和(或)内部结构改变将导致电活动不能被良好扩布,而使平滑肌运动质量下降。这些变化可导致胃的紧张性收缩和容受性舒张障碍,蠕动减弱,从而诱发或加重胃下垂。

(二)神经系统调节异常

神经系统对整个胃肠运动的调控可由三个层次的相互协调作用实现。第一层调控是由胃肠道神经丛和内在肌源性的自律性活动对其运动和分泌进行局部调控,而胃肠神经系统则受外来自主神经系统(支配胃肠的自主神经,包括交感神经和副交感神经)的控制。第二层调控位于椎前神经节,其中含有外周交感神经的节后神经元的胞体,并接受和调控来自肠神经系统和中枢神经系统的信息。第三层调控是中枢神经系统,是脑的各级中枢和脊髓在接受外界环境各种变化时传入的各种信息,经整合后由自主神经系统和神经内分泌系统(如脑肠肽)将其调控信息传送到胃肠道神经丛或直接作用于效应器平滑肌细胞。

食物的颜色、形状、气味、声音等刺激视、嗅、听觉器官,当咀嚼和吞咽时,食物刺激口、咽等处的机械和化学感受器,这些感受器的信号经传入神经,传到位于延髓、下丘脑、边缘叶和大脑皮层的反射中枢。经由迷走-迷走神经引起胃的容受性舒张,在这个阶段,如果某些病理因素导致自主神经调节功能紊乱,交感神经和迷走神经功能失衡,迷走神经兴奋性降低,交感神经相对亢进;或者某些病理因素导致 Cajal 间质细胞引起的慢波电位无法达到阈值,静息电位无法缩小,最终无法起搏胃底平滑肌细胞,以上两种因素都有可能使胃的舒张-收缩障碍,导致食物入胃后,胃内压升高明显,从而诱发或加重胃下垂。

(三)胃肠激素水平异常

消化器官的功能除了受神经调节外,还受胃肠激素调节,这些激素可作用于消化道的分泌细胞和平滑肌细胞,影响其分泌功能和运动。目前的一些研究[5]表明:P 物质能够增强狗的胃底、胃体和胃窦纵行肌和环行肌肌条的收缩活动;促胃动素能够使胃底和胃体平滑肌收缩增强,升高胃内压,促进胃内液体的排空。而抑胃肽、促胰液素、缩胆囊素、酪酪肽、肠高血糖素、生长抑素、血管活性肽抑制胃分泌和胃排空;胃泌素是胃酸分泌的主要调节激素,促进胃窦、胃体收缩,增加胃肠道的运动,同时促进幽门括约肌收

缩,整体的综合作用是使胃排空减慢。因此,P物质、促胃动素等激素水平的降低,抑胃肽、促胰液素、缩胆囊素、肽YY、肠高血糖素、生长抑素、血管活性肽、胃泌素等激素水平的升高可能会导致胃下垂的发生。

(四)药物影响

在传出神经系统中,胃肠平滑肌通过兴奋胆碱能M受体产生收缩作用,胃壁通过兴奋肾上腺素能 β_2 受体产生松弛作用,肠壁通过兴奋肾上腺素能 β_1 受体产生松弛作用。那么,M受体阻断药如阿托品、山莨菪碱,以及合成解痉药中的溴丙胺太林、甲氧氯普安,治疗帕金森的抗震颤麻痹药左旋多巴均有降低胃肠壁平滑肌肌张力的作用。另外,机体的组胺受体分为 H_1 受体和 H_2 受体,胃肠道平滑肌上存在 H_1 受体,使胃肠道平滑肌收缩, H_1 受体阻断药苯海拉明可以对抗此作用。部分麻醉药也对胃肠道平滑肌有松弛作用。如果患者有服用此类药物的既往史,可能是导致胃下垂的一个重要发病原因。

综上所述,胃下垂的产生主要和腹内压降低;膈肌悬吊力不足,支持腹内脏器的韧带松弛,胃内移动度增大及胃肌张力减退等有关。常见于瘦长体形的女性、经产妇、多次腹部手术而伴腹肌张力消失者,尤多见于消耗性疾病和进行性消瘦者。

参 考 文 献

[1] 赵传稳.胃周围筋膜的定位解剖及在胃癌根治术中的临床意义[D].南昌:南昌大学,2014.

[2] 李锐.探讨消化内科疾病胃下垂的临床治疗方法[J].中国现代药物应用,2014,8(13):85,86.

[3] 廖辰,姚壮凯.腹腔间隔室综合征的诊疗进展[J].临床外科杂志,2016,24(5):398-400.

[4] 杨新平,黄卫民,朱上林,等.正常腹内压影响因素的临床研究[J].中国普外基础与临床杂志,2004,11(5):444-446.

[5] 彭薇淇.胃下垂的常见中医分型与胃肠动力学指标的相关性研究[D].广州:广州中医药大学,2013.

第二章 胃下垂的西医诊疗

第一节 胃下垂的诊断

临床中胃下垂患者按照其下垂的程度分为不同的类型,较轻的患者可无明显症状,中重度患者,则会出现消化系统方面问题,引起消化不良等状态,甚至引起全身性症状,且难以根治,严重影响患者正常生活。现代医学诊断主要依据患者症状、体征、辅助检查来确诊胃下垂。

一、临床表现

胃下垂是指站立时,胃的下缘达盆腔,胃小弯弧线最低点降至髂嵴连线以下,称为胃下垂。轻度胃下垂者一般无症状,胃下垂明显者有腹部不适、饱胀,平卧时减轻,伴恶心、嗳气、厌食、便秘等,腹部多有闷痛、隐痛,剧烈疼痛比较少见,常于餐后、站立及劳累后加重,平卧时减轻。长期胃下垂者常有消瘦、乏力、站立性昏厥、低血压、心悸、失眠、头痛等症状。

（一）腹部胀感

患者感觉腹部胀满,伴坠胀感,腹压感觉比较大。

（二）腹痛

疼痛性质以隐痛为主,持续时间较长,频繁发作,通常进食后表现比较明显,活动后也会导致疼痛感增强。

（三）恶心、呕吐

饭后、活动后会出现呕吐症状,随进食量的增加,症状会加重,因为进食量越大,其胃部韧带受到越大的拉力,引起的疼痛越明显。

（四）便秘

便秘多为顽固性。其主要原因可能是胃下垂患者同时伴有横结肠下垂,使结肠肝曲与脾曲呈锐角,而致肠内容物在此部位通过缓慢,导致便秘的发生。

（五）神经精神症状

胃下垂患者身体长期处于一种不适的状态,导致其精神压力大,心理负担重,休息不好,反应不敏锐。临床中有些患者还表现出昏厥。

二、胃下垂的查体

（一）视诊

多发生在体形瘦长、久病体弱、长期卧床少动者,常伴有其他脏器下垂。皮下脂肪缺乏,肌张力低下,腹肌松弛,直立时上腹凹陷,下腹膨隆。少数患者可见肢体多关节松弛。肋下角常<90°。

（二）触诊

上腹部可有压痛点,压痛点可因立卧位变动而不固定。以双手托扶下腹部往上则上腹坠胀减轻。有时用冲击触诊法,或患者急速变换体位时,可听到脐下振水声。上腹部易扪到腹主动脉搏动,站立时腹主动脉搏动明显。常同时伴有肝下垂、肾下垂及结肠下垂的体征,女性可伴有子宫下垂的体征。

（三）叩诊

胃下垂患者饭后屈膝仰卧,检查者立于其侧,沿左锁骨中线自上而下叩诊。正常人胃部呈浊音,肠曲呈鼓音。如胃内气体充盈,胃部可出现鼓音,肠曲鼓音相对减弱,两种不同叩诊音的分界线,即胃下界。沿叩诊线稍用力触压,可触及到一半圆形囊体,用手托扶下,囊体可明显上移,此囊体的最低点即胃下界。以上叩触诊所得胃下界距髂嵴连线的厘米数（一横指）,即胃下垂的实际度数。站立位时,患者头、臀、足跟紧贴墙壁,检查方法同上,所得结果比仰卧位检查的胃下界低2~3厘米,这与站立位时胃自然下垂或腹肌松弛有明显关系。以上检查方法对腹壁浅薄者准确率较高。

（四）听诊

医生检查时,让患者仰卧,然后用稍弯曲的手指,连续冲击患者的腹部,如听到胃内气体和液体相撞击发出的声音,称为振水音。正常人在餐后或大量饮水后听诊可以出现振水音,但长时间空腹或餐后6~8小时以上听不到此音。听诊出现振水音,则提示胃内有液体潴留,应警惕幽门梗阻、胃扩张、胃下垂等引起胃内容物大量潴留的胃部疾病。

三、胃下垂的辅助检查

辅助检查临床上主要以X线钡餐造影、超声检查等手段来确诊胃下垂,还可采用内镜检查、胃电图检查。少数报道胃动力检测也可应用于胃下垂的诊断,但由于胃动力影响因素很多,因此对临床诊断的指导意义不大。

（一）X线钡餐造影

X线钡餐造影是诊断胃下垂有效的检查方法之一,通过检查不但能确诊,而且可以发现有无并发症,为临床治疗、合理用药提供可靠依据。检查时须注意:① 不能使用低张药物;② 站立位充盈像检查（透视或摄片）是必不可少的,因为它可以客观地判断胃下垂的程度（位置高低）和形态（张力高低）,且便于复查对比;③ 应在平静呼吸下,屏气摄取站立位充盈像X线片,因为深呼吸时可使腹内脏器（包括胃）上下移动,从而影响胃下垂严重程度的判断。

胃张力极度低下的X线钡餐造影表现:胃形上窄下宽,胃泡缩小变长,胃下部扩张膨大呈囊袋状,胃体明显向下延长且向左移位,胃小弯角切迹位于两髂嵴连线以下并呈锐角状,胃体部小弯侧与胃窦部小弯侧相互靠近,甚至呈平行走行,十二指肠球部被拉长、位置下移呈垂直位,且接近腹中线甚至位于腹中线左侧,胃蠕动减弱,排空迟缓（服钡剂4~6小时后复查胃内仍有钡剂潴留）,胃潴留（禁饮食4~6小时以上,透视下可见胃内有空腹潴留液）。

胃下垂X线钡餐造影检查一般可见到胃的位置下降、紧张力低下、蠕动波稀疏、滞留物较多，胃由膨大形，变为袋形或其他胃形。根据病史，消化系统典型症状及全身情况，结合体征与 X 线钡餐造影，对其诊断并不难。根据 X 线钡餐造影，还可与吸收不良综合征、恶病质、胃肠神经症、慢性胃炎、消化性溃疡等相鉴别。

目前最常用的 X 线钡餐造影诊断标准为角切迹的位置低于髂嵴连线的水平。即立位时可见胃体明显下降、向左移位，胃小弯角切迹低于髂嵴连线水平，胃蠕动减弱或见有不规则的微弱蠕动收缩波。根据站立位胃角切迹与两侧髂嵴连线的位置，将胃下垂分为三度：轻度，角切迹的位置低于髂嵴连线下 1.0~5.0 cm；中度，角切迹的位置位于髂嵴连线下 5.1~10.0 cm；重度，角切迹的位置低于髂嵴连线下 10.1 cm 以上[1]。

以往评估胃下垂的方法是以双侧髂嵴为连线，以胃小弯角切迹距此连线间的垂直距离为依据，视结果来决定下垂的程度，这样可能会造成诊断结果偏严，造成一些具有临床表现的患者达不到诊断标准；也容易受造影剂的量和胃张力的影响，致胃大弯极低而小弯相对较高者而致其程度有异。测量的部位不同，其结果也有差异，所以更加注重消化道本身的解剖学结构标志和功能情况，服用适量的造影剂，在站立位时能到达十二指肠升部水平段并保持相对稳定时即可用于测量。这样解决了胃本身位置可能并不低而测量数据达到某一标准，又有相应临床表现者的诊断问题。根据与以往测验方法的比较结果分析，因个体解剖的差异，测量数据在 1~5 cm 者，可不做轻度下垂的诊断，除非有相应较重的临床表现。另外，测量的数据也并非一成不变，在各组数据的临界点上，可根据实际情况做出相应的调节，也可以在各组数据的临界点上顺级诊断，如可按轻—中—重顺级。但不能跨级诊断，如不可按轻—重越级。

马玉富[2]认为，胃下垂不仅指胃在腹腔内位置低于正常而言，真正的胃下垂还必须有神经肌肉系统功能减弱，导致张力低下。如果只有位置偏低（尤其瘦长型患者）不能轻易诊断为胃下垂（尤其无临床症状或并发症者），否则可引起患者精神不安，甚至为了"胃下垂"这个诊断而到处求医检查治疗，加重患者的精神负担和经济负担。胃下垂的综合诊断依据包括：① 胃位置明显低下，即站立位充盈像上胃角切迹位置低于两髂嵴连线以下或胃下界位置到达骨盆腔；② 胃张力极度低下；③ 伴有或不伴有并发症或临床症状。

目前国内有部分学者认为十二指肠球部位置的改变是胃下垂的必然表现，比胃角切迹低于两髂嵴连线以下对胃下垂的 X 线诊断价值更高[3~5]。

闫培华[3]认为胃角切迹低于两髂嵴连线还见于无力型胃、胃轻瘫和应用抗胆碱药物后。其按照胃角切迹低于两髂嵴连线以下作为诊断胃下垂的依据收集的 5 790 例病例中，有 617 例十二指肠球部位置正常，却无胃下垂的临床症状，是正常的无力型胃。故单以胃角切迹低于两髂嵴连线以下作为诊断胃下垂的依据是不妥当的。从解剖位置上看，胃的各部可在一定的范围内左右、上下及前后移动。也就是说，当相对灵活的胃的位置下垂程度影响到了相对较为固定的十二指肠球部，且十二指肠球部因此发生了位置的变化，导致胃的位置已经发生了改变，临床症状随之出现。在上述病例收集过程中，闫培华还收集了 100 例胃角切迹位于两髂嵴连线以上，但十二指肠球部位置不同的为对照组，对照组 100 例患者虽然胃角切迹部位于两髂嵴连线以上，但十二指肠球部发生位置变化的 75 例都出现了不同程度的胃下垂症状（如早饱、腹胀、餐后不适、站立时加重、恶心、呕吐），可以断定十二指肠球部向下、左移位是胃下垂的早期表现。上述 617

例胃角切迹低于两髂嵴连线,但十二指肠球部的位置没有发生改变,也没有胃下垂的临床表现。由此也可断定,上述 617 例是正常的无力型胃,却被按照胃角切迹的诊断标准误诊为胃下垂。而对十二指肠球部位置发生了改变、胃角切迹尚未下降到两髂嵴连线以下的早期胃下垂患者漏诊率是 100%。因此,可以认为十二指肠球部移位是胃下垂的早期表现。

综上所述,目前《胃下垂中医诊疗指南》按胃角切迹低于两髂嵴连线作为胃下垂 X 线钡餐造影的诊断标准,但对于国内部分学者提出的十二指肠球部位置的改变比胃角切迹低于两髂嵴连线以下对胃下垂的 X 线钡餐造影诊断价值更高,仍需大样本、多中心的临床研究来进一步验证。

（二）超声检查

超声研究胃下垂的排空功能具有实时、方便、准确的特点,可为临床医生的诊断提供可靠的信息。《临床胃肠疾病超声诊断学》中介绍超声诊断胃下垂的标准:胃充盈后,取坐位或立位,患者胃下缘低于两髂嵴连线即可诊断,其中低于 3.0 cm 为轻度,3.0~5.0 cm 为中度,大于 5.0 cm 为重度[6]。

蒲明娟[7]发现,胃下垂患者的胃半排空时间比健康者明显延长,胃窦收缩频率、胃窦收缩幅度也明显低于对照组,且胃下垂程度越严重,其胃动力下降越明显。胃下垂胃动力餐后右侧卧位较站立位胃半排空时间明显缩短,接近正常,收缩频率增加,收缩幅度也有不同程度的增加。胃排空的动力是胃的收缩运动,只有当胃内压超过十二指肠内压时才发生胃排空,餐后右侧卧位胃动力功能的检测结果显示,右侧卧位可以减轻食物对胃的垂直重力作用的影响,增加胃与十二指肠间的压差,减少对胃壁肌肉的过度拉伸,提高胃收缩力,促进胃排空,减轻胃下垂患者餐后饱胀、食欲不振等症状。因此,餐后右侧卧位可以作为胃下垂综合治疗的方法之一。

（三）内镜检查

由于内镜检查的普及,内镜检查已成为胃部疾病的主要检查和微创治疗的重要手段,几乎替代了上消化道钡餐造影检查。因胃下垂的诊断需要体表参照物,故内镜对胃下垂的诊断不是非常可靠。有文献表明,对胃下垂的诊断方法中 X 线钡餐造影检出率高于超声检查,超声检查检出率高于内镜检查[8]。

内镜下胃动力分 4 型[9]。①胃窦弛缓型（Ⅰ型）:胃窦腔扩大,蠕动波减少（<2 次∕分钟）,蠕动幅度减弱或向幽门区传播不全;幽门口持续开大,胃底舒张不全。②胃窦紧张型（Ⅱ型）:胃窦腔缩窄,蠕动波增加（>4 次∕分钟）,蠕动幅度增大或见假幽门形成,幽门口持续关闭,胃底腔常扩大,空腹时胃潴留物增加。③反流型（Ⅲ型）:患者可见贲门口松弛或食管黏膜炎症改变,部分患者同时出现胃十二指肠反流的征象。④正常型（Ⅳ型）:无上述异常改变者为正常型。

胃下垂患者一般动力低下,胃腔狭长,内镜检查通过测量门齿至幽门距离-门齿至贲门口距离来判断胃的长度,内镜下仔细观察胃的动力分型,如动力为弛缓型和反流型,则是胃下垂的诊断依据之一。因此,根据胃的长度和动力分型来评估是否有胃下垂,是科学客观的。通过内镜测量门齿至幽门距离,其和身高的比值是判定胃下垂的客观指标,简便易行,具有较高的应用价值。陈文柳[9]建议下述 2 点可作为内镜诊断胃下垂的依据:门齿至幽门距离/身高的比值>0.50 为可疑胃下垂;此比值>0.52 即可诊断为胃下垂;

胃窦动力减低,表现为胃窦腔增大,蠕动波<2次/分钟,蠕动幅度减弱,幽门口持续开大等。

临床上若考虑胃下垂,应综合诊断,若X线钡餐造影未提示下垂也不可排除诊断,此时应联合超声或内镜进行对照。

(四) 胃电图

胃电图[10]是一种无创监测胃电活动的检查手段。胃电图能够通过体表电极记录胃肌电活动。有研究表明,胃肌电活动异常和胃运动障碍有关,引起胃运动和排空异常。显而易见,正常的胃排空过程包括正常胃电活动,胃窦、幽门和十二指肠的协调运动及偶联的平滑肌收缩。因此,胃排空这一动力过程很大程度上受到异常的胃肌电活动的影响。

附:胃电图参数参考范围[10]

正常健康人胃电图参数值主频率为2.4~3.7次/分钟,如主频率<2.4次/分钟为胃动过缓;主频率>3.7次/分钟为胃动过速。餐前主功率(59.8±2.04)μV;餐后主功率(107.0±37.2)μV。正常胃电慢波不低于65%。正常健康人胃电图中胃电的慢波百分比主频率为2.4~3.7次/分钟;胃动过缓百分比主频率<2.4次/分钟;胃动过速百分比主频率>3.7次/分钟。

胃下垂引起胃排空延迟有几方面原因。首先,胃下极下垂至盆腔,胃大弯及胃小弯延长,食物进入十二指肠路径必然延长,导致胃排空迟缓;其次,胃体延长,胃壁肌肉变薄特别是胃窦肌肉收缩力降低,导致胃排空无力;最后,X线钡餐造影下常观察到胃下垂患者胃蠕动波减少或蠕动缓慢,也是导致排空迟缓的主要原因,而胃蠕动波减少可能与自主神经紊乱有关。胃下垂患者多合并有胃窦炎表现,表现为胃窦部痉挛,食物无法通过,此为十二指肠张力大于胃窦部,十二指肠液反流所致。通过对无力胃、下垂胃的排空与正常胃的排空对比,证实胃下垂程度越重,胃排空能力越弱。而正常胃的形态中的钩型、瀑布型、牛角型因无胃体增大、胃壁肌肉变薄及蠕动波减少的改变,其排空能力无明显差异。

胃电图显示的多项胃肌电活动指标的改变均对胃排空异常有重要提示作用。例如,主功率和主频率的增加异常可提示胃排空的异常,同样的正常慢波百分比的改变,即正常胃电节律的紊乱,可进一步导致胃排空的异常。正常慢波百分比主频率有异常的患者更是存在胃排空异常的现象。

但是胃电图由于其受到许多因素的影响,如年龄、进食食物种类、皮肤阻抗等,且早期胃下垂患者往往无症状或仅有轻度不适如消化不良症状,此时胃电图的异常只能说明其存在胃运动异常,并不能很好地说明其为胃下垂。因此胃电图在初诊方面意义不大,但若已确诊胃下垂患者,可根据胃电图结果来判断其胃运动的具体异常变化而制定治疗方案。

四、鉴别诊断

(一) 慢性胃炎

慢性胃炎是胃黏膜的慢性炎性反应,多数慢性胃炎患者可无明显临床症状,有症状者主要表现为非特异性消化不良,如上腹部不适、饱胀、疼痛、食欲不振、嗳气、反酸等,部分还可有健忘、焦虑、抑郁等精神心理症状。确诊主要依赖于内镜与病理检查,尤以后者的价值更大。对慢性胃炎的诊断应尽可能地明确病因,特殊类型胃炎的内镜诊断必须结合病因和病理。慢性胃炎的临床表现与胃下垂有类似症状,如均可有慢性腹痛与不适感、腹胀、恶心、嗳气,通过内镜检查和 X 线钡餐造影检查不难鉴别。

(二)功能性消化不良

功能性消化不良是功能性胃肠病的一种类型,表现为上腹部胀满、疼痛、堵闷、嗳气、早饱、进食量减少等消化不良症状,而系统理化检查未发现溃疡或其他器质性病变者,多见于成人。功能性消化不良分为餐后不适综合征和上腹痛综合征 2 个亚型。病情明显受精神因素影响,常伴有消化道以外的神经症,心理治疗、安定剂、对症治疗常有效。功能性消化不良临床表现与胃下垂有类似症状,如腹胀、嗳气,但 X 线钡餐造影检查无胃下垂影像。

(三)胃恶性肿瘤

约半数的早期胃癌患者可无任何症状和体征,部分表现为早饱、纳差、上腹痛及消瘦等症。胃癌的诊断主要依赖于内镜检查加活检,进而可与胃下垂相鉴别。

第二节　胃下垂的西医治疗

胃下垂治疗包括内科和外科治疗。内科治疗上缺乏立竿见影、有效的治疗方法,而应予以长期的综合治疗,体育锻炼、饮食规范、药物治疗在不同程度上对改善胃下垂的症状有作用,同时少数文献研究也发现体外反搏、胃托等可以治疗胃下垂,但缺乏循证医学依据。

一、一般疗法

(一)运动疗法

体育锻炼的目的是使腹部肌肉保持一定的张力,增加腹内压,同时可缓解过度紧张的精神和增强食欲。要求合理选择运动时间段和合适的运动,因饱餐后站立位时胃下垂明显,餐后适合平躺静卧 0.5~1.0 小时,使胃部上移帮助胃排空,不宜过多活动,餐后3~4 小时方适宜做一些增加腹肌力量的运动,首选仰卧起坐、游泳、柔软体操。此外,跳绳、单双杠、骑自行车也是合适的选择。胃下垂患者积极参加体育锻炼有助于防止胃下垂继续发展,康复的体育疗法以锻炼腹肌为主,可因体力和肌力增强而增加胃张力、胃蠕动,改善症状。但要注意的是餐后不宜立即运动,应保证餐后有 0.5~1.0 小时的休息时间,因为餐后如立即运动会因食物的重力关系而使胃下垂程度加重,必须避免剧烈活动,尤其是跳跃、剧烈振荡等动作,不要长时间站立。

医疗体操是针对胃下垂的特点、程度、个人全身动能状态,根据不同时期治疗目标制定的锻炼方法,是在全身锻炼的基础上,重点加强腹腰肌的锻炼。它可以提高胃肠道平滑肌张力和蠕动,促进胃排空,消除或改善其过度扩张和松弛下垂的状态,同时增强腹背肌,形成生理的"肌肉腹带",维持正常的腹内压,以支持胃的正常位置,并能改善胃肠道的消化和吸收功能,从而改变全身衰弱的状况,增强体质。每日锻炼 2 次,每次20~30 分钟,要注意循序渐进。

1. 姿势治疗[11]

饭后卧床 20~30 分钟,取头低骨盆高的姿势,使胃向上移。

2. 全身性练习

如保健体操、太极拳、散步等。

3. 腹式呼吸

即横膈呼吸,吸气时腹部隆起,呼气时腹部下陷,反复进行多次。

4. 腹肌练习

(1)腹式呼吸举腿法

1)两腿交替抬举法:配合腹式呼吸,两腿交替伸直,抬举 90°停片刻放下,反复数次。

2)两腿一齐抬举法:配合腹式呼吸,双腿伸直,一并抬举至最大限度,稍停片刻放下,反复数次。

(2)双足空中蹬车法:屈膝曲髋在空中做蹬自行车动作 1~2 分钟。

(3)双手抱膝屈腰法:双腿举至 90°屈膝,然后两手抱膝,屈膝屈髋使腰部屈曲,复原休息片刻,反复数次。

(4)仰卧起坐收腹法:双下肢伸直靠紧,两手十指在枕部交叉,腹直肌用力收缩,同时上身抬起坐立,再慢慢躺下还原,休息片刻并逐渐增加其次数。

(5)收腹抬臀缩肛法:屈膝抬臀,足蹬床面,然后收腹抬臀,肛门紧缩,保持 30 秒后,臀部着床,腹肌放松,休息片刻,重复数次。

5. 按摩腹部

一般在体育锻炼后进行,时间 10 分钟左右,可用按压、环形按摩等手法。双掌紧贴下腹部,循顺时针方向掌揉全腹部(自下腹起经右下腹向上,横过上腹,转向左侧,向下至左下部,循环全腹部),连续按摩 10~20 遍。

按摩时注意,此方法有利于巩固疗效,但在进食前后 1 小时内慎用。

(二)饮食规范

胃下垂患者消化能力存在异常,功能受到影响。进食较多时,食物无法被及时消化,就会在胃内积累,这是消化不良的表现。因此,临床上胃下垂患者的饮食控制是使其恢复的一个重要内容。患者的饮食宜少食多餐,能够控制住每次进食的数量,将 3 餐改为 4~6 餐。合理的饮食能够改善胃下垂患者的消化能力,选择的食物应富有营养、容易消化、体积小。进食富有营养、细软、易消化食物,忌冷硬、辛辣刺激等食物;注意营养均衡,糖、脂肪、蛋白质三大营养物质合理选择,脂类食物可少食用,而蛋白质食物略增加,如鸡肉、鱼肉、瘦猪肉、半熟鸡蛋、牛奶、豆腐、豆奶等;食物的结构要多样,用餐速度要缓慢,细嚼慢咽以利消化吸收,适当增加蔬菜,让患者获得较好的消化基础。坚硬、干燥、难消化的食物不要食用,如坚果、牛排、油炸等,不易消化的食物容易使胃黏膜受损,所以要求食物煮熟、煮透。饭后 0.5~1 小时内可平卧休息,避免食后劳作。因消化吸收不良,患者往往有精神萎靡等症状,故应让患者养成健康的饮食习惯。

二、药物治疗

目前治疗胃下垂无特效药,采用内科对症治疗为主。胃下垂多表现为上腹不适、易饱胀、厌食、恶心、嗳气、便秘及失眠、忧郁等神经、精神症状,临床上多根据患者的症状给予相应的药物治疗。

(一)促胃肠动力药

促胃肠动力药是一类能促进胃肠乙酰胆碱释放或抑制多巴胺、5-HT 释放,增强并协调胃肠节律性运动的药物,主要用于胃肠运动功能低下引起的消化道症状。常见的药物:M 胆碱受体激动剂、胆碱酯酶抑制剂、多巴胺受体拮抗剂、5-HT4 受体激动剂。M 胆碱受体激动剂(如氨甲酰甲胆碱),可增强胃肠道平滑肌收缩力;胆碱酯酶抑制剂(如新斯的明),能减少乙酰胆碱降解;多巴胺受体拮抗剂如甲氧氯普胺,可阻断突触前多巴胺受体;5-HT4 受体激动剂(如西沙比利),可激活兴奋性神经元的 5-HT4 受体。其中,多巴胺 D_2 受体拮抗剂、5-HT4 受体激动剂多用于胃下垂疾病的治疗。其主要机制:多巴胺 D_2 受体拮抗剂增加食管下部括约肌的张力和胃的收缩力,改善胃十二指肠蠕动的协调性,促进胃排空。5-HT4 受体激动剂发挥效力的途径与前者类似,不同的是,5-HT4受体激动剂是增加胃十二指肠的协调性,最终的主要效果是增加食管下部括约肌的张力,增加胃收缩,改善患者上腹部的不适症状,并通过增加食管下部括约肌的张力,减少食物的反流,增加胃收缩力,促进胃排空,改善上腹部饱胀感[12]。

1. 多巴胺 D_2 受体拮抗剂

(1)甲氧氯普胺:又名胃复安、灭吐灵,于 1961 年合成并应用于临床,为对氨基苯甲酸的水溶性衍生物,是多巴胺 D_1 和多巴胺 D_2 受体拮抗剂。多巴胺 D_2 受体主要抑制小肠胆碱能通路的功能,通过负反馈机制影响递质的释放。多巴胺存在于几种哺乳动物的胃肠道壁上,而且有明显抑制胃肠道动力的作用。多巴胺能受体存在于效应细胞和胆碱能神经元中,抑制乙酰胆碱的释放。甲氧氯普胺拮抗外周的多巴胺受体,产生胆碱样作用,且能增强胆碱样作用,使胆碱释放增加或受体对乙酰胆碱的敏感性增强。它的临床作用除了增强胃肠道动力以外,由于它能加速胃排空,缩短胃内容物与胃黏膜的接触时间,使胃窦释放胃泌素减少,能防止十二指肠液反流入胃。口服生物利用度为75%,易通过血-脑屏障和胎盘屏障。T1/2 为 4~6 小时。甲氧氯普胺由于对中枢神经系统的多巴胺受体有拮抗作用,因而易产生胃动力治疗作用之外的不良反应。常见的有锥体外系反应,早期表现为动作迟缓,继而出现静止性震颤,停药后症状缓解;由于阻断下丘脑-垂体多巴胺通路,使催乳素的分泌增加,所以女性患者可出现假性妊娠、溢乳,男性患者可见女性化乳房。

1)药理学:本品为多巴胺 D_2 受体拮抗剂,同时还具有 5-HT4 受体激动效应,对5-HT3 受体有轻度抑制作用。本品可作用于延髓催吐化学感受区(CTZ)中多巴胺受体而提高 CTZ 的阈值,具有强大的中枢性镇吐作用。本品亦能阻断下丘脑多巴胺受体,抑制催乳素抑制因子,促进泌乳素的分泌,故有一定的催乳作用。对中枢其他部位的抑制作用较小,有较弱的镇静作用,较少引起催眠作用。胃肠道的作用主要在上消化道,促进胃及上部肠段的运动;提高静息状态下胃肠道括约肌的张力,增加下食管括约肌的张力和收缩的幅度,使食管下端压力增加,阻滞胃食道反流,加强胃和食管蠕动,并增强对食管内容物的廓清能力,促进胃的排空,促进幽门、十二指肠及上部空肠的松弛,形成胃体与上部小肠间的功能协调。这些作用也可增强本品的镇吐效应。本品对小肠和结肠的传送作用尚不确定。

2）药效学：本品为多巴胺受体阻断药，其结构类似普鲁卡因胺，但无麻醉和抑制心脏的作用，具有强大的中枢性镇吐和胃肠道兴奋作用。本品主要通过抑制中枢催吐化学感受区（CTZ）中的多巴胺受体而提高 CTZ 的阈值，使传入自主神经的冲动减少，从而呈现强大的中枢性镇吐作用。同时，本品可抑制胃平滑肌松弛，使胃肠平滑肌对胆碱能的反应增加，胃排空加快，增加胃窦部时相活性。同时促使上段小肠松弛，从而促使胃窦、胃体与上段小肠间的功能协调。食管反流减少则由于本品使下食管括约肌静息压升高，食管蠕动收缩幅度增加，因而使食管内容物廓清能力增强所致。此外，本品尚有刺激催乳激素释放的作用。

3）药代动力学：本品易自胃肠道吸收，主要吸收部位在小肠。由于本品促进胃排空，故吸收和起效迅速，静脉注射后 1~3 分钟，肌内注射后 10~15 分钟，口服后 30~60 分钟起效，作用持续时间一般为 1~2 小时。本品口服有首过效应，生物利用度为 70%，直肠给药生物利用度为 50%~100%，鼻内给药的平均生物利用度为 50.5%，生物利用度及血药峰浓度有显著的个体差异。进入血液循环后，13%~22% 的药物迅速与血浆蛋白（主要为白蛋白）结合。经肝脏代谢，半衰期一般为 4~6 小时，根据用药剂量大小有所不同，肾衰竭或肝硬化患者的半衰期延长。本品经肾脏排泄，约口服量的 85% 以原形及葡萄糖醛酸结合物形式随尿排出，也可随乳汁排泄。容易透过血-脑脊液屏障和胎盘屏障。

4）适应证：① 可用于因脑部肿瘤手术、肿瘤的放疗及化疗、脑外伤后遗症、急性颅脑损伤，以及药物所引起的呕吐。② 对胃胀气性消化不良、食欲不振、嗳气、恶心、呕吐也有较好的疗效。③ 可用于海空作业引起的呕吐及晕车（船）。④ 可增加食管括约肌压力，从而减少全身麻醉时肠道反流所致吸入性肺炎的发生率；可减轻 X 线钡餐造影检查时的恶心、呕吐反应，促进钡剂通过；十二指肠插管前服用，有助于顺利插管。⑤ 对糖尿病性胃轻瘫、胃下垂等有一定疗效；也可用于幽门梗阻及对常规治疗无效的十二指肠溃疡。⑥ 可减轻偏头痛引起的恶心，并可能由于提高胃通过率而促进麦角胺的吸收。⑦ 有催乳作用，可用于乳量严重不足的产妇。⑧ 可用于胆道疾病和慢性胰腺炎的辅助治疗。

5）注意事项：① 主要副反应为镇静作用，可有倦怠、嗜睡、头晕等。其他有便秘、腹泻、皮疹及溢乳、男子乳房发育等，但较为少见。② 本品大剂量或长期应用，可能因阻断多巴胺受体，使胆碱能受体相对亢进而导致锥体外系反应（特别是年轻人），主要表现为帕金森综合征，可出现肌震颤、头向后倾、斜颈、阵发性双眼向上注视、发音困难、共济失调等，可用苯海索等抗胆碱药治疗。③ 注射给药可能引起直立位低血压。④ 本品对胎儿的影响尚待研究，故孕妇除有明确指征外，一般不宜使用。⑤ 禁用于嗜铬细胞瘤、癫痫、进行放疗或化疗的乳癌患者，对胃肠道活动增强可导致危险的患者，如机械性肠梗阻、胃肠出血等也禁用。另外，注意本品遇光变成黄色或黄棕色后，毒性增高。⑥ 吩噻嗪类药物能增强本品的锥体外系副反应，两者不宜合用。⑦ 抗胆碱药（阿托品、溴丙胺太林、颠茄等）能减弱本品的止吐效应，两药合用时应予注意。⑧ 可降低西咪替丁的口服生物利用度，两药若必须合用，服药时间应至少间隔 1 小时。⑨ 能增加对乙酰氨基酚、氨苄青霉素、左旋多巴、四环素等的吸收速率，地高辛的吸收因合用本品而减少。

6) 不良反应：① 较常见昏睡、烦躁不安、倦怠无力。② 少见严重口渴、恶心、便秘、腹泻、睡眠障碍、眩晕、头痛、乳腺肿痛及皮疹等。③ 用药期间可出现乳汁增多，这是由于催乳素刺激所致。④ 注射给药可引起直立性低血压。⑤ 本品大剂量或长期应用可因阻断多巴胺受体，使胆碱能受体相对亢进而导致锥体外系反应。

7) 药物相互作用

A. 药物与药物相互作用：① 与对乙酰氨基酚、左旋多巴、四环素类抗生素、氨苄西林、地西泮、锂化物等药物同用时，因胃内排空加快，上述药物的小肠内吸收增加。② 本品可加快胃排空，因而促进麦角胺的吸收，有利于偏头痛的治疗。③ 本品可使奎尼丁的血清浓度升高 20%。④ 与硫酸镁有协同利胆作用。⑤ 与中枢抑制药合用时，两者的镇静作用均增强。⑥ 与地高辛合用时，后者的胃肠道吸收减少。⑦ 本品可降低西咪替丁的口服生物利用度，如必须合用时，服药时间应至少间隔 1 小时。⑧ 与阿扑吗啡合用时，后者的中枢性与周围性效应均可被抑制。⑨ 抗胆碱药（如阿托品、丙胺太林等）能减弱本品增强胃肠运动功能的效应，两药合用时应予注意。⑩ 盐酸苯海索、苯海拉明可治疗本品所致的锥体外系运动亢进。⑪ 本品可减轻甲硝唑的胃肠道不良反应。⑫ 与能导致锥体外系反应的药物如吩噻嗪类药等合用时，锥体外系反应的发生率与严重性均可有所增加。两者应禁止合用。

B. 药物与乙醇相互作用：与乙醇同用时，因胃内排空加快，乙醇的小肠内吸收增加，并可增强乙醇的中枢抑制作用。

8) 用法用量

A. 成人常规用量：每日剂量不宜超过 0.5 mg/kg，否则易引起锥体外系反应。① 口服给药，一般性治疗，每次 5~10 mg，每日 3 次，餐前 30 分钟服用。糖尿病性胃排空功能障碍者于症状出现前 30 分钟口服 10 mg；或每次 5~10 mg，每日 4 次，于三餐前及睡前口服。② 肌内注射，用于不能口服或急性呕吐者，每次 10~20 mg。③ 静脉滴注，用量同肌内注射。严重肾功能不全患者剂量至少需减少 60%，因为这类患者容易出现锥体外系症状。

B. 儿童常规剂量：① 口服给药，5~14 岁儿童每次 2.5~5 mg，每日 3 次，餐前 30 分钟服用，宜短期服用。② 肌内注射，6~14 岁儿童每次 2.5~5 mg。每日剂量不宜超过 0.5 mg/kg，否则易引起锥体外系反应。③ 静脉注射，用量同肌内注射。

9) 禁忌证：对普鲁卡因或普鲁卡因胺过敏者；癫痫发作的频率与严重性均可因用药而增加；胃肠道出血、机械性肠梗阻或穿孔，可因用药使胃肠道的动力增加，病情加重；嗜铬细胞瘤可因用药出现高血压危象；不可用于因行化疗和放疗而呕吐的乳癌患者。

10) 慎用证：肝衰竭时，丧失了与蛋白结合的能力；肾衰竭时，即重症慢性肾衰竭使锥体外系反应危险性增加，用量应减少。

11) 中毒机制：甲氧氯普胺可通过阻滞多巴胺受体而作用于延脑催吐化学感应区，具有强大的中枢性镇吐作用。口服吸收迅速，主要以游离型、结合型或代谢产物自尿中排泄，也可自乳汁排出。口服，常用量为每次 5~10 mg，10~30 mg/d；肌内注射，每次 10~20 mg，每日剂量一般不宜超过 0.5 mg/kg。中毒时主要为锥体外系反应。

甲氧氯普胺中毒的诊断要点为有甲氧氯普胺应用史，主要出现倦怠、嗜睡、头晕等。其他如便秘、腹泻、皮疹、溢乳、男子乳房发育等不良反应，但较少见。注射给药可引起直立性低血压。如大剂量或长期应用主要表现为帕金森综合征,可出现肌震颤、头向后倾、斜颈、阵发性双眼向上注视、发声困难、共济失调等。偶见急性心肌损害、血压降低、双目失明等,亦可发生过敏性休克。

甲氧氯普胺中毒的治疗要点为轻度中毒,停药对症处理;出现帕金森综合征时,可用抗胆碱能药物如盐酸苯海索片等;直立性低血压时,采取平卧位,给予麻黄碱、哌甲酯等;对症、支持治疗。

(2)多潘立酮:是一种选择性作用于外周 D_2 受体的促胃肠动力药。由于分布于胃肠道的主要是 D_2 受体,此受体兴奋对绝大部分胃肠道平滑肌具有抑制作用。多潘立酮通过特异性拮抗胃肠道平滑肌的 D_2 受体发挥其促动力作用,它能降低发生蠕动反射的压力阈值,增加纵行肌的收缩频率和振幅,增强胃的紧张性收缩和蠕动,加快固体和液体的排空,尤以固体为明显。多潘立酮还能协调胃窦及十二指肠运动,这种协调运动对维持正常的胃排空和防止胃十二指肠的反流具有重要作用,从而达到治疗胃下垂的目的。多潘立酮是一种比较安全的药物,应用常规剂量时不良反应的发生率不到 7%,多潘立酮极少通过血-脑屏障,不影响中枢神经系统的多巴胺受体,因此服用后不引起锥体外系不良反应。但此药的吸收要求胃内达到一定的酸度,如同时应用大剂量中和胃酸的药物或较强的抑制胃酸分泌的药物会影响其吸收,由于肠壁的代谢和肝脏的首过效应,多潘立酮的口服生物利用度很低,仅为 13%~17%。T1/2 为 7 小时。郑艳、常方芝[10]等研究证实多潘立酮可显著增强胃电活动及胃排空,增加胃电图的主频率及主功率,使紊乱的胃电节律趋于正常。

临床应用多潘立酮治疗胃下垂的机制,是因为其对上消化道的特异性作用,许多报道[10,13~20]表明,多潘立酮片对胃下垂患者有促进胃排空作用,通过拮抗上消化道多巴胺受体,使上消化道胃肠的蠕动与张力恢复正常,加速餐后胃排空,增强食道的蠕动和食道下端括约肌的张力,增大幽门括约肌餐后蠕动的扩张度,恢复胃窦及十二指肠的协调性,有效地解除上消化道动力学障碍,缓解胃下垂各种临床症状与体征,恢复胃下垂患者胃的正常生理功能,是目前治疗胃下垂最有效的药物[21]。

1)药理学:多潘立酮系苯并咪唑衍生物,为外周性多巴胺受体拮抗药,可直接阻断胃肠道的多巴胺 D_2 受体而起到促胃肠运动的作用。多潘立酮能促进上胃肠道的蠕动,使其张力恢复正常,促进胃排空,增加胃窦及十二指肠运动,协调幽门的收缩,抑制恶心、呕吐,并有效地防止胆汁反流;同时也能增强食管蠕动和食管下端括约肌的张力,防止胃-食管反流,但对结肠的作用很小。由于多潘立酮对血-脑脊液屏障的渗透力差,对脑内多巴胺受体几乎无拮抗作用,因此可排除精神和中枢神经系统的不良反应,这较甲氧氯普胺为优。多潘立酮不影响胃液分泌。此外,多潘立酮可使血清催乳素水平升高,从而促进产后泌乳,但对患催乳激素分泌瘤的患者无作用。

2)药代动力学:多潘立酮口服、肌内注射、静脉注射或直肠给药均可。口服、肌内注射或直肠给药后迅速吸收,达峰时间分别是 15~30 分钟、15~30 分钟和 1 小时;肌内注射或口服 10 mg 血药浓度峰值分别为 40ng/mL 和 23ng/mL,直肠给药 60 mg 血药浓度峰值为 20ng/mL,静脉注射 10 mg 血药浓度峰值为 1200ng/mL。由于存在"首过效应"的肝代谢和肠壁代谢,多潘立酮口服的生物利用度较低,禁食者口服多潘立酮的生物利用度仅为 14%;多潘立酮口服的生物利用度在 10~60 mg 剂量范围内可呈线性增加,饭后 90 分钟给药生物利用度也可明显增加,但达峰时间延迟;多潘立酮直肠给药的生物利用度相似于等剂量口服给药者,而肌内注射的生物利用度为 90%。多潘立酮的蛋白结合率为 92%~93%;静脉注射 10 mg 后,表观分布容积为 5.71 L/kg。除中枢神经系统外,多潘立酮在体内其他部位均有广泛的分布;药物浓度以胃肠局部最高,血浆次之,脑内几乎没有;少部分可排泄到乳汁中,其药物浓度仅为血清浓度的 1/4。多潘立酮几乎全部在肝内代谢,主要代谢产物为羟基化合物,2,3 - dihydro - 2 - oxo - 1H - benzimidazole - propanoic 和 5 - chloro - 4 - piperidinyl - 1,3 - adihydrobenzimidazol - 2 - one。多潘立酮口服半衰期为 7~8 小时,主要以无活性的代谢物形式随粪便和尿排泄,总体清除率为每分钟 700 mL。24 小时内口服剂量的 30% 由尿排泄,原形药物仅占 0.4%;4 天内约有 66% 剂量随粪便排出,其中 10% 为原形药物。多次服药无累积效应。

3）适应证:① 用于治疗胃轻瘫(尤其是糖尿病性胃轻瘫),可使胃潴留的症状消失,并缩短胃排空时间;对中度以上功能性消化不良(functional dyspepsia, FD)的患者可使餐后上腹胀、上腹痛、嗳气、早饱及恶心、呕吐等症状完全消失或明显减轻。② 对反流性胃炎有明显的效果,但对反流性食管炎的疗效不太满意。③ 可作为消化性溃疡(主要是胃溃疡)的辅助治疗药物,用以消除胃窦部潴留。④ 各种原因引起的恶心、呕吐,如外科、妇科手术后的恶心、呕吐;抗帕金森综合征药物(如苯海索、东莨菪碱等)引起的胃肠道症状及多巴胺受体激动药(如左旋多巴、溴隐亭)所致的不良反应;细胞毒性药物(如抗癌药)引起的呕吐,但对氮芥等强效致吐药引起的呕吐,只在不太严重时有效;消化系统疾病(胃炎、肝炎、胰腺炎等)引起的呕吐;其他疾病和检查、治疗措施引起的恶心、呕吐,如偏头痛、痛经、颅脑外伤、尿毒症、血液透析、内镜检查和放射治疗等;儿童因各种原因引起的急性和持续性呕吐,如感染、餐后(包括反流和呕吐)等。⑤ 促进产后泌乳。

4）注意事项:① 1 岁以下小儿慎用。② 多潘立酮栓剂最好在直肠空时插入。③ 剂量不易过大。

5）不良反应:① 中枢神经系统方面,偶见头痛、头晕、嗜睡、倦怠、神经过敏等。还可出现锥体外系反应。多潘立酮与甲氧氯普胺同属于多巴胺受体拮抗药,但后者引起的锥体外系反应,如帕金森综合征,迟缓性运动障碍和急性张力障碍性反应,在常用剂量的多潘立酮治疗中极少出现,仅罕见几例出现张力障碍性反应的报道;国外有静脉大剂量使用多潘立酮引起癫痫发作的报道。② 内分泌/代谢系统方面,多潘立酮是一种强有力的催乳激素释放药,临床上如使用较大剂量可引起非哺乳期泌乳,并在一些更年期后的妇女及男性患者中出现乳房胀痛的现象;也有致月经失调的报道。③ 消化系统方面,偶见口干、便秘、腹泻、短时的腹部痉挛性疼痛等。④ 心血管系统方面,据国外报道多潘立酮静脉注射可出现心律失常。⑤ 皮肤方面,偶见一过性皮疹或瘙痒。

6）药物相互作用:① 多潘立酮与红霉素联用时有协同作用,可用于治疗糖尿病性胃轻瘫。② 多潘立酮与甘露醇联用时有协同作用,治疗便秘性肠易激综合征或胃食管反流时可提高疗效。③ 多潘立酮可增加对乙酰氨基酚、氨苄西林、左旋多巴、四环素等药物的吸收率。④ 甲氧氯普胺与多潘立酮均为多巴胺受体拮抗药,两者作用基本相似,不宜联用。⑤ 多潘立酮可减少地高辛的吸收。⑥ 多潘立酮可使普鲁卡因、链霉素的疗效降低,两者不宜联用。⑦ 多潘立酮可使胃黏膜素在胃内停留时间缩短,难以形成保护膜,故两者不宜联用。⑧ 胃肠解痉药(如阿托品、颠茄合剂、山莨菪碱、溴丙胺太林等抗胆碱药)与多潘立酮联用时可发生药理拮抗作用,减弱多潘立酮的抗消化不良作用,故两者不宜联用。⑨ H2 受体拮抗药(如西咪替丁、雷尼替丁、法莫替丁、尼扎替丁等)可减少多潘立酮在胃肠道的吸收,其机制可能为 H2 受体拮抗药改变胃内的 pH 值。⑩ 硫糖铝、胶体枸橼酸铋钾、复方碳酸铋、乐得胃等含铝盐、铋盐的药物,口服后能与胃黏膜蛋白结合形成络合物保护胃壁,而多潘立酮能增强胃蠕动,促进胃排空,缩短这些药物在胃内的作用时间,降低疗效。⑪ 助消化药(如胃酶合剂、多酶片等消化酶类制剂)在胃酸性环境中作用较强。而多潘立酮加速胃排空,使助消化药迅速达肠腔,疗效减低,故两者不宜联用。⑫ 氨茶碱与多潘立酮联用时,氨茶碱血药浓度第一峰出现提前约 2 小时,第二峰出现却延后 2 小时;氨茶碱的血药浓度峰值下降,维持有效血药浓度的时间却延长,类似缓释作用。两者联用时需调整氨茶碱的剂量和服药间隔时间。⑬ 维生素 B_6 可抑制催乳素分泌,减轻多潘立酮引起泌乳的不良反应。⑭ 锂剂和地西泮类药与多潘立酮联用时可引起锥体外系症状,如运动障碍等。

7)用法用量:① 口服,每次 10~20 mg 或混悬液 10 mL,每天 3~4 次,餐前 15~30 分钟服用。② 肌内注射,每次 10 mg,每天 1 次。必要时可重复给药。一般 7 天为 1 个疗程。③ 静脉注射,用于偏头痛发作及发作时的恶心、呕吐时,可静脉注射多潘立酮 8~10 mg。④ 直肠给药,每天 2~4 个栓剂(每栓 60 mg)。

8)禁忌证:多潘立酮过敏者,嗜铬细胞瘤、乳癌、机械性肠梗阻胃肠道出血者禁用,孕妇禁用。

9)中毒机制:多潘立酮(哌双咪酮、吗丁啉)为第二代胃肠动力药,是作用较强的多巴胺受体拮抗剂,通过松弛肌间神经丛的突触后胆碱能神经元,对多巴胺起抑制作用,不易透过血-脑脊液屏障。本品易吸收,主要在肝脏代谢,以无活性的代谢产物随胆汁排出,半衰期为 7~8 小时。用于治疗各种原因引起的恶心、呕吐。常用量:肌内注射,每次 10 mg,每日 3 次;口服,每次 10~20 mg,每日 3 次;直肠给药,每次 60 mg,每日 2~3 次。

多潘立酮中毒的诊断要点为有多潘立酮应用史,出现惊厥、肌肉震颤、流涎、平衡失调、眩晕等锥体外系症状,也有致月经失调的报道。婴儿由于血-脑脊液屏障功能未发育完全,可能引起神经方面的副作用。

多潘立酮中毒的治疗要点为锥体外系反应的处理要点见甲氧氯普胺的相关内容:轻度中毒,停药对症处理;出现帕金森综合征时,可用抗胆碱能药物如盐酸苯海索片等;直立性低血压者,采取平卧位,给予麻黄碱、哌甲酯等对症、支持治疗。

2. 5-HT4 受体激动剂

5-HT4 受体激动剂主要是莫沙必利。莫沙必利是日本 Dainippon 公司开发的胃动力药,1998 年 12 月在日本上市,临床用于治疗慢性胃炎、功能性消化不良、胃食道反流性疾病及手术伴随的一系列胃肠道症状。莫沙必利的化学结构与西沙必利相似,均为苯甲酰胺衍生物,但莫沙必利与同类 5-HT4 受体激动剂相比,对 5-HT4 受体有极强的选择性。它的胃动力机制同西沙必利相似,也是激动肠肌间神经丛的 5-HT4 受体,使神经末梢的乙酰胆碱释放增加,从而促进胃排空。但与其他 5-HT4 受体激动剂不同的是,莫沙必利能选择性地作用于上消化道,促进胃窦的动力,而对结肠无作用。西沙必利和扎考必利也作用于结肠,因此莫沙必利出现胃肠道亢进引起的腹痛、腹泻不良反应较少。莫沙必利与多巴胺 D_2 受体无亲和力,因此不会出现拮抗多巴胺 D_2 受体导致的锥体外系反应和催乳素增多的不良反应。由于莫沙必利和西沙必利的结构相似,而且同为苯甲酰胺衍生物,因此当西沙必利出现心脏毒性后,莫沙必利对心脏的作用自然受到关注。此研究比较了两者的电生理特征,西沙必利可剂量依赖性地延长麻醉豚鼠左心室的动作电位时程,显著增加离体兔浦肯野纤维的动作电位时程,而莫沙必利对两者均无影响。对于兔心肌细胞,西沙必利浓度依赖性地阻滞钾通道,莫沙必利作用却十分微弱,仅为1/1 000。西沙必利可浓度依赖性地延长离体豚鼠乳头肌的动作电位时程,此作用不被5-HT4受体拮抗剂GR113808、5HT2A/2C受体拮抗剂利坦色林和α1受体拮抗剂哌唑嗪阻滞,说明西沙必利对心肌的毒性并不是因为5-HT4受体,而是由于其他的原因。莫沙必利则对离体豚鼠乳头肌的动作电位时程无影响。莫沙必利的临床疗效好,安全性好,是一个很有应用前景的胃动力药。

1)适应证:本品用于改善因胃肠动力减弱(如功能性消化不良、慢性胃炎)引起的消化道症状,包括胃灼热、嗳气、恶心、呕吐、早饱、上腹胀、上腹痛等。

2)注意事项:持续使用本品一段时间(通常2周)后,应评价消化系统症状的改善情况,以研究继续服药的必要性。由于可能出现暴发性肝炎、严重肝功能阻碍和黄疸,不能长期盲目服用本品。同时,在本品服用期间,应对患者密切观察,如发现异常,应立即停止服药并采取妥善处置。另外,患者服用本品时如出现不适、食欲不振、尿黄和球结膜黄染等症状,应停止服药并联系医生。

服药时需要注意,患者应将本品从PTP薄板中取出后再服用(据报告,曾有患者误食PTP薄板,尖硬的锐角刺伤食道黏膜,甚至发生穿孔,造成纵隔炎等严重并发症)。

3)不良反应:① 严重不良反应,如暴发性肝炎,肝功能障碍,黄疸(均不足0.1%)。由于可能发生过暴发性肝炎,伴有AST、ALT、γ-GTP等显著升高的严重肝功能障碍、黄疸,并且出现过死亡病例,因此应对患者密切观察,如发现异常应停止服药并采取相应措施。② 其他不良反应,如腹泻、腹痛、口干、皮疹、倦怠、头晕、不适、心悸、呕吐等不良反应。此外,尚可出现心电图的异常改变。动物生殖毒性研究表明,本品无明显致畸作用,也无致突变作用。

附:国外不良反应

1. 心血管系统

个案报道,一例68岁的男性患者使用本品(15 mg/d)2周后出现QT间期延长,并发生尖端扭转型室性心动过速,但是否与本品有关尚不明确。

2. 中枢神经系统

据报道,部分患者用药期间曾出现头痛。尚没有锥体外系反应的报道。

3. 代谢/内分泌系统

部分患者用药后出现血清胆固醇(TC)和三酰甘油(TG)升高,但尚不清楚与本品的关系。

4. 消化系统

一项非对照研究显示,一天服用本品1.5~15 mg的慢性胃炎患者中,便秘和恶心的发生率可达10%,可见血清氨基转移酶水平升高,口干较少见;使用本品(每次40 mg,每日4次,连用2天)治疗胃食管反流,最常见的不良反应是恶心、呕吐和腹痛。

5．血液

偶见嗜酸粒细胞增多和淋巴细胞增多，但尚不清楚与本品的关系。

4）药物相互作用：① 服用本品一段时间（通常为 2 周）后，如功能性消化道症状无改善，应停用。② 与抗胆碱药合用时，应有一定的间隔时间。③ 与可延长 QT 间期的药物（如普鲁卡因、奎尼丁、氟卡尼、索他洛尔、三环类抗抑郁药等）合用时应谨慎，以避免增加心律失常的危险。④ 本品与可引起低钾血症的药物合用时应谨慎，以避免增加心律失常的危险。

5）用法用量：成人通常用量为每日 3 次，每次 1 片（5 mg），饭前或饭后口服。

（二）胃黏膜保护剂

胃黏膜保护剂是指有预防和治疗胃黏膜损伤，保护胃黏膜，促进组织修复和溃疡愈合作用的药物。胃黏膜保护剂的种类很多，大致可分为：① 胶体铋剂，此类药物具有胶体特性，铋剂中的小分子酸根（如枸橼酸根、硝酸根、碳酸根）被大分子果胶酸取代后，胶体特性增强。在酸性环境中能形成高黏度溶胶，此溶胶与溃疡面及炎症表面有较强的亲和力，可在胃黏膜表面形成一层牢固的保护膜，增强胃黏膜的屏障功能，对消化性溃疡和慢性炎症有较好的治疗作用。② 前列腺素及其衍生物，如米索前列醇，此类药物有强大的细胞保护作用，并可通过降低细胞环磷酸腺苷水平，减少胃酸分泌，从而发挥抗溃疡作用。③ 其他，如硫糖铝、吉法酯等，通过不同机制保护胃黏膜，促进溃疡愈合。

（三）促消化药

助消化药多为消化液中成分或促进消化液分泌的药物，能促进食物消化及增加食欲。

胃蛋白酶来自动物胃黏膜。胃蛋白酶常与稀盐酸同服，辅助治疗胃酸及消化酶分泌不足引起的消化不良和其他胃肠疾病。

胰酶含蛋白酶、淀粉酶、胰脂酶。口服，可用于消化不良并能促进食欲。

乳酶生为干燥活的乳酸杆菌制剂，能分解糖类产生乳酸，提高肠内容物的酸性，抑制肠内腐败菌繁殖，减少发酵和产气。可用于消化不良、腹泻及小儿消化不良性腹泻。不宜与抗菌药或吸附药同时服用，以免降低疗效。

（四）其他药物

1. 马来酸曲美布汀

为胃肠双向调节剂，能调节胃肠平滑肌细胞膜上的钙通道和 K^+ 的流向而对胃肠的功能起双向调节作用，可用于治疗胃下垂相关的上腹胀痛、恶心、呕吐、嗳气、腹泻、便秘等症状。

1）适应证：用于胃肠道运动功能紊乱引起的食欲不振、恶心、呕吐、嗳气、腹胀、腹痛、腹泻、便秘等症状的改善。亦可用于肠易激综合征。

2）注意事项：出现麻疹等反应时应停药观察。

3）不良反应：偶有口渴，口内麻木，腹鸣，腹胀，便秘和心动过速，困倦，眩晕，头痛，皮疹，AST、ALT 升高等，发生率约为 0.4%。

4）药物相互作用：目前尚不明确。

5）用法用量：口服，一次 0.1~0.2 g（即每次 1~2 片），每日 3 次，根据年龄、症状适当增减剂量，或遵医嘱。

6）禁忌证：对马来酸曲美布汀过敏者禁用。

2. 复方阿嗪米特

复方阿嗪米能强效促进胆汁分泌，还可增加胰蛋白酶分泌量，促进消化功能，增加纤维素酶含量，提高胰蛋白酶活性，消除胃肠液体表面张力，减轻腹胀。李迎春[22] 运用补中益气颗粒联合复方阿嗪米特治疗胃下垂相关性消化不良，提示优于单用多潘立酮。

1）成分：本品为复方制剂，其组分为每片中含阿嗪米特 75 mg、胰酶 100 mg（胰淀粉酶 5 850 活力单位，胰蛋白酶 185 活力单位，胰脂肪酶 3 320 活力单位）、纤维素酶 4000 10 mg（含纤维素酶 25 活力单位）、二甲硅油 50 mg。

2）适应证：用于因胆汁分泌不足或消化酶缺乏而引起的症状。

3）注意事项：目前尚不明确。

4）不良反应：尚未见严重的不良反应。

5）药物相互作用：目前尚不明确。

6）用法用量：成人，每日 3 次，餐后服用，每次 1~2 片。

7）禁忌证：肝功能障碍患者、因胆石症引起胆绞痛的患者、胆管阻塞患者、急性肝炎患者等禁用本品。

三、外科手术治疗

（一）胃大部分切除术

目前临床上常用的手术方式有胃大部分切除、胃体缩短加悬吊术等，但由于涉及胃切除及消化道重建，术后近期及远期并发症较多。胃体悬吊术在不对胃造成损害的情况下，通过悬吊于腹壁或肝圆韧带等部位，恢复胃的正常解剖位置，改善由下垂导致的胃动力变化及相关的消化功能紊乱，且不涉及胃的切除。

对于患者来说，如果病情严重，可采用手术保留迷走神经胃体切除加胃底悬吊术，适合中度及重度胃下垂患者，特别是有明显症状的患者，或胃下垂合并有胃炎出血、胃体良性肿瘤者。胃大部分切除术也是治疗胃下垂的一种手术。

胃大部切除的手术方式主要包括毕罗Ⅰ式与毕罗Ⅱ式，常用于治疗消化性溃疡病。毕罗Ⅰ式是在胃大部切除后将胃的剩余部分与十二指肠切端吻合，在此原则下有多种变式。毕罗Ⅱ式是在胃大部切除后，将十二指肠残端闭合，而将胃的剩余部分与空肠上段吻合，至今也有多种改良术式，因此临床上应用较广。1930 年后，毕罗Ⅱ式成为治疗十二指肠溃疡的主要方法，要求切除 60%~80% 的远端胃，称为胃次全切术。直至现在，这一术式仍为临床医师选用。至 1960 年后，不少学者又提倡毕罗Ⅰ式，认为它较合乎生理。20 世纪 70 年代内镜广泛应用于临床后，反流性胃炎的诊断随之增多，更显示毕罗Ⅱ式的不足，胃大部切除后采用胃空肠 Roux-en-Y 吻合有取代毕罗Ⅱ式之势。

毕罗Ⅰ式具有操作简便，术后胃肠道状态接近正常解剖生理状态，因此较少导致与胃肠道功能紊乱相关的并发症的优点。缺点是当十二指肠溃疡伴有炎症、瘢痕及粘连时，采用这种术式常有困难，如为了避免胃十二指肠吻合口的张力过大，切除胃的范围不够，就容易引起溃疡复发。此术式对胃酸分泌高的十二指肠溃疡患者不太适合，一般多用于胃溃疡。

自 1885 年毕罗Ⅱ式倡用以来,至今也有多种改良术式。此术式优点是胃切除多少不因吻合的张力而受限制,胃体可以切除较多。溃疡复发的机会较少,由于食物和胃酸不经过十二指肠,直接进入空肠,十二指肠溃疡即使未能切除(旷置式胃大部切除术),也可因不再受刺激而愈合。因此,此术式临床上应用较广,适用于各种情况的胃及十二指肠溃疡,特别用于十二指肠溃疡。但此术式的缺点是手术操作比较复杂,胃空肠吻合后解剖生理的改变较多,引起并发症的可能性较多,有的并发症甚为严重。

Roux-en-Y 吻合是指远端胃大部切除后,缝合关闭十二指肠残端,在距十二指肠悬韧带 10~15 cm 处切断空肠,残胃和远端空肠吻合,距此吻合口以下 45~60 cm 处,空肠与空肠近侧断端吻合。

例如,陈君武[23]等采用毕罗Ⅱ式胃部分切除术治疗胃下垂,通过缩小胃体积,减少胃内容物潴留,减轻胃腔内的感染,有利于胃壁炎症的消除;消除了钩形胃,减少胃的游离度,恢复正常胃的体积和位置,消除坠胀感;术中不损伤迷走神经,吻合口>5 cm,术后配以促进胃动力药物,促使其恢复良好的排出通道和功能;术后胃内容物减少,胃排空时间缩短,减少胃壁施加牵引的张力,有利于胃肠道功能的恢复。其认为采用毕罗Ⅱ式胃部分切除术治疗胃下垂没有毕罗Ⅰ式胃切除术和 Roux-en-Y 胃肠吻合术两种术式的后遗症。但乔乐同[24]等采用胃大部切除术治疗胃下垂 26 例,对药物治疗无效的胃下垂患者行手术治疗,其中 21 例行毕罗Ⅰ式胃大部切除术,5 例行毕罗Ⅱ式胃大部切除术,经过疗效观察和长期随访,发现毕罗Ⅰ式胃大部切除术,吻合后胃肠道接近正常解剖生理状态,术后胃肠功能紊乱引起的并发症少,手术操作简单、损伤小。而胃大部切除后残胃排空障碍,多见于毕罗Ⅱ式,而少见于毕罗Ⅰ式;并认为除非伴有十二指肠溃疡,一般主张行毕罗Ⅰ式胃大部切除术。

(二)胃体缩短加悬吊术

吉采荣[25,26]等开创胃体缩短悬吊术,此术式特点:① 保留胃的迷走神经正常解剖关系,不影响正常的神经功能;② 缩小胃的体积,消除钩形胃,使其恢复到正常胃的形态、体积和位置;③ 胃小弯角部悬吊在肝圆韧带或胸骨骨膜上,可减少胃的游离度和改变胃在腹腔中不正常的位置;④ 胃体切除时,胃结肠韧带、脾胃韧带被分离,解除横结肠、脾脏对胃的牵拉;⑤ 胃体切除,胃腔大大地缩小,胃内容量也随之大大地减少。

优点:① 胃内容物很快得到排空,不致长时间积存在胃内引起发酵,刺激胃黏膜引起胃炎;② 胃内容物减少,重量减轻,排空时间缩短,不会长时间对胃壁施加牵引的张力。

适应证:① 中度及重度胃下垂,特别是有明显症状,长期治疗无效且影响身体健康的患者;② 胃下垂合并有胃炎、胃出血;③ 胃下垂合并有胃体部良性肿瘤的患者。胃次全切除不能代替此术式,因胃次全切除或多或少会损伤迷走神经,还可出现许多并发症,而此术式尚未发现并发症。

对重度胃下垂,曹李[27]等采用腹腔镜下胃体缩短悬吊术,不仅恢复了胃的正常解剖位置,而且还可避免开腹手术切口感染、术后恢复慢、住院时间长等缺点。术后 2~3天恢复正常饮食,住院时间 5~7 天。随访 1 年,均未复发。

四、其他疗法

（一）胃黏膜针刺治疗

内镜下以黏膜针刺胃壁为主联合药物的综合方案治疗胃下垂临床疗效好，其疗效与胃下垂的程度呈负相关。

巫协宁[28]等从用针刺胃大弯上端胃壁使下垂的胃从盆腔上升至脐上水平，并且使饮食得到明显改善的事实得到启迪，而进行一种创新性的经内镜黏膜针刺胃壁相关部位为主联合药物的综合方案治疗胃下垂取得较满意的疗效。

赵红梅[29]等在超声引导下经腹壁套管针电针刺激胃壁的方法为3例术后胃无力症者进行了治疗，取得了良好效果。通过简单的机械刺激胃的起搏区（pacemaker area，PA）为主联合药物的综合方案治疗胃下垂对轻中度胃下垂有良好的疗效，其中可能部分属于正常的无力型胃；黏膜针刺胃壁为主联合药物的综合方案治疗胃下垂是一简单而有效的治疗胃下垂的方法。主要不良反应有针刺部位微量出血与患者自感疼痛，以及腹胀、腹泻、肛门排气增多等，均以对症处理后未再复发。程望林[30]等运用电子内镜以黏膜针刺胃底与胃体在胃大弯的交界处即胃的起搏区，配合中成药及饮食、体疗，获得可靠疗效，为胃下垂的治疗提供新的方法。

（二）体外反搏

体外反搏是以患者本身的心电信号R波控制触发的电子装置，与心动周期同步。在心脏舒张期，自缠于下肢和臀部的气囊，以先远端后近端顺序充气，当臀部气囊充气时，臀部轻轻抬起，使胃随着这种惯力恢复到原来的位置，在心脏舒张末期各气囊迅速排气。这种有节律的充气、排气，可使臀部气囊的包扎带有节律地对胃进行按摩。这种按摩可能改善了局部的血液循环、新陈代谢和营养，促进了内脏"悬吊"韧带动能的恢复[31]。

（三）胃托

胃托[32]是利用系绑所产生的压力和药物的刺激，使腹壁的各层组织不断发生收缩，使肌张力增强的一种治疗手段。其可改善内脏器官的血液循环，调节神经系统功能，增强胃肠活动，使过强或过弱的胃肠张力变为正常。可在胃托中放入中药药袋，以加强胃托的疗效。

总的来说，现代医学治疗胃下垂无特效的治疗手段，手术治疗存在副作用大、疗效差异较大等问题，缺乏临床循证依据。国内外学者虽在20世纪初提出胃黏膜针刺治疗、体外反搏、胃托等特殊疗法，但在国内外有关这些疗法的报道较少。目前临床多以单纯中医疗法或中西医结合方法治疗胃下垂。

参 考 文 献

[1] 唐志鹏.胃下垂诊疗指南[J].中国中医药现代远程教育,2011,9(10)：125,126.

[2] 马玉富.胃下垂X线钡餐诊断标准的探讨[J].中国医学影像学志,2001,9(6)：462,463.

[3] 闫培华,阚世坤,李士亮.十二指肠球部位置在胃下垂诊断中的意义[J].现代中西医结合杂志,2004,(14)：1834,1835.

［4］孙丽英.X线诊断胃下垂方法的改进探讨［J］.中国现代药物应用,2008,(14)：54,55.

［5］吴健,杭燕南.膈肌功能与上腹部手术后呼吸异常改变［J］.国外医学：麻醉学与复苏分册,2001,22(2)：80,81.

［6］陆文明.临床胃肠疾超声诊断学［M］.西安：第四军医大学出版社,2004.

［7］浦明娟,骆继芳,刘剑锋,等.口服超声造影观察胃下垂的动力学变化［J］.浙江临床医学,2014,(11)：1813,1814.

［8］王维.钡餐检查、超声胃造影检查、内镜检查对胃下垂诊断价值的比较［J］.医学理论与实践,2013,26(22)：3038,3039.

［9］陈文柳,戴益琛,戴禄寿,等.功能性消化不良胃动力学类型与胃液一氧化氮水平［J］.临床消化病杂志,2002,(2)：83,84.

［10］郑艳,常方芝,刘飒.多潘立酮对功能性消化不良患者胃电图影响的临床研究［J］.中国综合临床,2008,24(7)：685－688.

［11］金旭明,刘翠芹.体育疗法在胃下垂康复治疗中的应用体会［J］.中国疗养医学,2011,20(4)：315.

［12］杨宝峰.药理学(第八版)［M］.北京：人民卫生出版社,2013.

［13］吴诗聪.多潘立酮的药理、药效及临床应用［J］.临床合理用药杂志,2012,5(20)：86,87.

［14］郭建强,谷成明.多潘立酮的作用机制及临床应用新进展［J］.中华消化杂志,2001,21(1)：39－41.

［15］多潘立酮临床协作组.多潘立酮及铝碳酸镁治疗胆汁反流性胃炎多中心临床观察［J］.中华消化杂志,2003,23(5)：275－278.

［16］黄勋,朱惠明.吗丁啉对人体性激素影响的研究［J］.天津医药,1996,(5)：263－265.

［17］张树萍.吗丁啉对慢性胃炎患者PRL水平的影响［J］.放射免疫学杂志,2011,24(1)：27.

［18］藏笑阳.盐酸伊托必利治疗功能性消化不良疗效观察［J］.中国医药报道,2009,12(6)：75.

［19］郑利军,庞尔国,邢晋梁.小麦纤维素颗粒联合盐酸伊托必利治疗慢性功能性便秘疗效观察［J］.中国现代医药杂志,2009,8(11)：83.

［20］张曙光,胡伟,汤华琴.伊托必利分散片致精神神经系统症状1例［J］.齐鲁药事,2011,30(4)：246.

［21］孙成栋.多潘立酮治疗43例胃下垂［J］.中国社区医师(综合版),2004,6(1)：10,11.

［22］李迎春.补中益气颗粒联合复方阿嗪米特治疗胃下垂相关性消化不良的临床疗效观察［J］.中国医药导刊,2014,16(1)：141,142.

［23］陈君武.毕II式胃部分切除术治疗胃下垂22例体会［J］.浙江临床医学,2000,2(3)：198.

［24］乔乐同.胃大部切除术治疗胃下垂26例［J］.蚌埠医学院学报,1997,(5)：36.

[25] 吉采荣,钱步先.保留迷走神经切除胃体悬吊术治疗胃下垂[J].淮海医药,1997,15(4):6.

[26] 吉采荣,钱步先,吉莉莉.胃体缩短悬吊术治疗胃下垂10例体会[J].中国实用外科杂志,1997,17(12):20.

[27] 曹李,刘金洪,康春博,等.腹腔镜下胃体悬吊术治疗重度胃下垂4例[J].人民军医,2013,56(11):1295.

[28] 巫协宁,萧树东,江绍基.胃肠病学[M].上海:上海科学出版社,2000:793.

[29] 赵红梅,张自顺,雷玉涛.B超引导下电针刺激胃壁治疗非胃术后胃无力症(附3例报告)[J].中国微创外科杂志,2005,5(2):160,161.

[30] 程望林,张林,吴笋,等.经内镜黏膜针刺胃壁联合药物体疗治疗胃下垂的临床研究[J].中国医药导报,2009,6(25):56,57.

[31] 孙俊娥,王绪明.医疗体操与体外反搏治疗60例胃下垂的疗效观察[J].中国临床康复,1999,3(8):975,976.

[32] 张仕银,黄传夏.多功能胃托治疗胃下垂200例[J].中国厂矿医学,2004,17(4):79,80.

第三章 胃下垂的相关中医理论

第一节　脾的生理功能及特性

一、脾

《难经·四十二难》中提出："脾重二斤三两，扁广三寸，长五寸，有散膏半斤。"其所描述扁而长的形态，颇似西医解剖学的脾脏。明代李梴在《医学入门》中记载："脾扁似马蹄，微着左胁。"这对脾的形态、位置做了充分的补充。由此可见，古今对脾的大体解剖学认识比较一致。《素问·太阴阳明论》中提及"脾与胃以膜相连耳"，说明一种称之为膜的组织连接着脾与胃两个脏器实体。《灵枢·经水论》又云："若夫八尺之士，皮肉在此，外可度量切循而得之，其死可解剖而视之。"可以看出《黄帝内经》所述脾与胃是有一定的解剖学依据的，说明两者是相邻的两个人体实体器官。

（一）脾主运化

从《黄帝内经》开始，脾主运化的理论已经初现端倪，虽没有正式提出"脾主运化"的概念，但其强调了胃受纳水谷的功能，仅提出了脾运化津液而未见脾运化水谷，但对脾的运化功能减退，即脾失健运而引起的病变却有记载。宋代严用和集前人之大成，在《严氏济生方》中明确地提出了"脾主运化"一词，是现存古代医学文献中对"脾主运化"的最早记载，其内涵也与现行的脾主运化的内涵基本相同，如《严氏济生方·呕吐论治》曰："夫人受天地之中以生，莫不以胃为主。盖胃受水谷，脾主运化，……以充四体者也。"《严氏济生方》之后出现的金元医家，并未将严用和"脾主运化"的理论直接应用，在各自的著作中提及脾主运化相关理论的比较少，而是在《黄帝内经》《伤寒论》《诸病源候论》等医书的基础上论述脾的功能[1]。张介宾首次概括性地提出"脾主运化"的理论，在其所著的《类经》《景岳全书》中对脾主运化的理论皆有较为详细的论述，其在《类经·十二官》说道："脾主运化，胃司受纳，通主水谷，故皆为仓廪之官。五味入胃，由脾布散，故曰五味出焉。"[2]

脾主运化是脾藏象功能的核心，是指脾具有把饮食水谷转化为水谷精微，并将其吸收、转输到全身脏腑的生理功能[3]。这是整个饮食物代谢过程中的中心环节，也是后天维持人体生命活动的主要生理机能，故称为"后天之本"。《康熙字典》对"运"的解释为："转也，动也""行也，用也""行之不息也""转输也"。此外，《说文解字》曰："运，移徙也"，《易经·系词》曰："日月运行。"《广雅》曰："转也"，故在古代文字记载中"运"有运转、运散、转输。"化"字在甲骨文中是一个头朝上站立的"𠂉"和一个头朝下入土的"𠤎"组成的，表示由生到死的改变，"天地阴阳运行，自有而无，自无而有，万物生息，则为化，又泛言改易，亦曰变化"，又"能生非类曰化"，《易·系辞传》说："知变化之道。"

《礼记·中庸》也提及："变则化",故"化"可表述为物质的消化、吸收,亦物质的生成、变化、转化之意,《素问·天元纪大论》云："物生谓之化,物极谓之变。"因此,脾主运化包涵"脾主运"和"脾主化",故以这两方面分别论之[2]。

1. 脾主运

"脾主运"主要是指脾对水谷精微和津液转输的过程,其有两种形式:一是脾土位于中央直接散精,即"脾为孤藏,居中央土以灌四傍"(《素问·玉机真藏论》)、"人有四海,水谷之海则其一也。受水谷已,荣养四傍,以其当运化之源,故为六府之大源也。"(《重广补注黄帝内经素问·五脏别论》)[4]。二是将水谷精微和津液上输于肺,通过肺的宣发肃降作用将精微物质输送至全身,即"饮入于胃,游溢精气,上输于脾,脾气散精,上归于肺。"(《素问·经脉别论》)。"脾主运"的生理基础在于脾升胃降,本质上其实是气机的问题,脾胃为气机升降之枢纽。"脾主运"主要反映出对水谷精微的消化、吸收和转运过程,即《血证论》所谓的"食气入胃,脾经化汁";《难经集注》所谓的"脾者,裨也,……裨助胃气,主化水谷也";《素问·奇病论》所谓的"夫五味入口,藏于胃,脾为之行其精气";《医门法律》所谓的"盖人之饮食,皆入于胃而运以脾"。食物的消化虽在胃和小肠中进行,但必须经脾气的推动、激发作用,食物才能被消化。胃传入小肠的食糜,经脾气的作用进一步消化后,分为清、浊两部分,其中精微的部分,经脾气的激发作用由小肠吸收,再由脾气的转输作用输送到其他四脏,分别化为精、气、血、津液,内养五脏六腑,外养四肢百骸、皮肉筋骨[5]。

"脾主运"的功能不仅可以转运水谷精微物质,还可以将浊毒物质及时输送出体外。饮食中不能被人体利用的物质,或者有害于人体的痰、浊、毒等物质,最终以各种形式排出体外,其中固态物质和部分水液通过大肠由魄门排出体外,部分浊液归肾或膀胱,经肾气的蒸化作用,浊中之清上升,经脾气之转输上达于肺,再次参与人体的水液代谢,浊中之浊则变成尿液由膀胱排出体外,这个过程离不开脾气在调节物质的升降、布散运动中的枢转作用[6]。若脾气主运的功能失常,称为脾失健运,会影响食物的消化和水谷精微的吸收,精气血化生不足,脏腑筋肉失其濡养,肌肉乏力而松弛,肌性脏器自身张力低下,韧带、结缔组织等失养,支撑内脏器官的韧带失养松弛,就会引起胃下垂。

2. 脾主化

"脾主化"主要指脾主司体内精、气、血、津液等精微物质的化生,精微物质之间、精微物质与能量之间的互相转化,同时也包括对某些浊毒物质的分解、杀灭过程。饮食物的消化和吸收过程主要在胃和小肠中进行,但必须依靠脾气的推动、激发作用[3]。《医述》引《医学衷中参西录》言："脾之所以消磨水谷者,非为磨之能砻,杵之能舂也,以气吸之,而食物不坠焉耳。食物入胃,有气有质,质欲下达,气欲上升,与胃气熏蒸,气质之去留各半,得脾气一致,则胃气有助,食物之精得以尽留,至其有质无气,乃纵之使去,幽门开而糟粕弃矣",《脾胃论》提及："饮食入胃,而精气先输脾归肺,上行春夏之令,而滋养周身,乃清气为天者也。升已而下输膀胱,行秋冬之令,为传化糟粕转味而出,乃浊阴为地者也",通过脾气的推动,将水谷化精微物质,内养五脏六腑,外养四肢百骸、皮毛筋肉。通过脾气的化生作用为机体提供生命活动所需的物质和能量,因此,李中梓称脾为"后天之本"[4]。《慎斋遗书》云："万物从土而生,亦从土而归。"饮食中的浊毒物质通过脾之化从有到无,保证人体正气不受侵犯,生命活动得以正常进行,如食物的消化过程中,口腔中的唾液可冲淡及中和食物中的有害物质,唾液中的溶菌酶和免疫球蛋白有杀灭细菌等病原微生物的作用,胃液中的胃酸成分可以杀死随食物进入胃内的细菌。若脾主化生的功能减退,气血生化乏源,宗筋肌肉气血失养,肌肉松弛,发为胃下垂。

"脾主运化"是脾的一切生理功能的基础,包括"运"和"化"的过程。"脾主运"是"脾主化"的前提和基础,两者相辅相成,同时进行,密不可分。食物是人类出生后所需营养的主要来源,是生成精、气、血、津液的主要物质基础,而食物的消化及其精微的吸收、转输是由脾所主。脾气不但将食物化为水谷精微,为化生精、气、血、津液提供充足的原料,而且能将水谷精微吸收并转输至全身,使其发挥正常功能,并能充养先天之精,促进人体的生长发育,维持人体的生命活动的根本。脾为"后天之本"的理论,同时对养生防病有着重要意义。在生活中应注意保护脾胃,使脾气充实,运化功能健全,则正气充足,不易受到邪气的侵袭,正所谓"四季脾旺不受邪"(《金匮要略·脏腑经络先后病脉证》)[5]。若脾气不健,脾不化生,气血亏虚,人体易病,正如李杲所言"百病皆由脾胃衰而生也"(《脾胃论·脾胃盛衰论》),临床表现为腹胀、便溏、纳呆、乏力、消瘦等表现;若脾胃运化水液功能失常,会导致水液在体内停聚而产生水湿痰饮等病理产物,甚至导致水肿,故《素问·至真要大论》曰:"诸湿肿满,皆属于脾",临床治疗此类病证,一般采用健脾燥湿和健脾利水之法。

胃下垂虽病位在胃,但中医认为其与脾关系密切,其发病机制是由于各种因素致脾胃功能失调,气血生化不足,致气血乏源,脏腑筋肉失其濡养,而产生"宗筋弛纵",肌肉乏力而松弛,胃升提无力,位置下垂而发病[3],如《素问·太阴阳明论》所言:"今脾病不能为胃行其津液,四肢不得禀水谷气,气日以衰,脉道不利,筋骨肌肉,皆无气以生,故不用焉。"

(二) 脾主肌肉

"脾主肌肉"始见《黄帝内经》,是中医脾胃学说理论中的一个重要组成部分,是与中医整体观念、脏腑学说密切相关的特有内容。基于五行理论构筑的五脏体系,将人之形体分为筋、脉、肉、皮、骨,其中肉归脾土,如《素问·阴阳应象大论》曰:"中央生湿,湿生土,土生甘,甘生脾,脾生肉,肉生肺,脾主口……在体为肉",《素问·痿论》提及"脾主身之肌肉"、《素问·平人气象论》言"脏真濡于脾,脾藏肌肉之气也"、《四圣心源》云:"肌肉者,脾土之所生也",以上明确提示肌肉由脾所主,肌肉的功能活动隶属于脾,肌肉的功能状态及其变化可以反映脾脏功能的盛衰。全身的肌肉都有赖于脾胃运化的水谷精微及津液的营养滋润,才能壮实丰满,并发挥其收缩运动的功能[7]。

1. "肌肉"的内涵

中医学认为肌肉是由脾所主,这里所说的"肌肉"不等同于现代解剖学上肌肉的概念。古代医家对"肌肉"的概念诸多论述,如周慎斋在《医家秘奥》言:"胃主肌肉,人之一身从头至足,肌肉为多,即脏腑之在腹者,亦肌肉之类也。其皮毛、血脉、筋骨俱介于肌肉内外之间。故以人身之象推之,四脏不可无土,土中亦具四脏之义。"《黄帝内经》所说的"肌肉"应该是"肌"和"肉"的合称,皆由脾所主,正如近代汇通中西医家唐容川指出:"肉是人身之阴质,脾为太阴,主化水谷以生肌肉。'肌'是肥肉,'肉'是瘦肉,肥肉是气所生,瘦肉是血所生。脾气足则油多而肥,膜上之油即脾之物也,在内为膏油,在外为肥肉,非两物也。油膜中有赤脉,属脾血分,脾之血足,则此赤脉由内达外则生赤肉。

盖土为天地之肉,脾亦应之而生肌肉。"探其大意,中医所谓的脾,实包括人体腔内的大网膜、系膜及膜上膏脂类的物质,身之肥肉与腔内之膏脂及瘦肉与膜上之赤脉(即血管)合为一体;体腔内的膏脂属脾之气分,主生肥肉,网膜、系膜上的血管属脾之血分,主生瘦肉。脾之气血盈亏实关乎躯体肌肉之盛衰,脾与肌肉的关系密切。肌肉分布于内脏和筋骨的外围,起着保护和固定作用,是故《灵枢·经脉》将之喻称为"肉为墙"。

2. 脾与肌肉之生理

《太平圣惠方》曰:"脾胃者,水谷之精,化为气血,气血充盛,营卫流通,润养身形,荣于肌肉也。"黄元御在《四圣心源》提及:"肌肉者,脾土之所生也,脾气盛则肌肉丰满而充实。"肌肉有赖于脾之精气所滋养,才得以维持其保护内脏、抵御外邪和进行运动的功能。张志聪注解《素问·五脏生成论》言:"脾主运化水谷之精,以养肌肉,故主肉",说明脾所化生之精气,能布散到肌肉而发挥滋养作用,以维持肌肉的生理功能。《灵枢·卫气失常论》记载:"黄帝曰:何以度知其肥瘦?伯高曰:人有肥,有膏,有肉。黄帝曰:别此奈何?伯高曰:䐃肉坚,皮满者,肥。䐃肉不坚,皮缓者,膏。皮肉不相离者,肉。"张介宾在《类经》中解释为:"所谓脂者,皮紧而满,肉坚身小。膏者泽而大,故肉淖垂腴。皮肉相连实而上下应者曰肉,身体容大。膏者多气,多气者热,热者耐寒。肉者多血则充形,充形则平。"说明脾所主肌肉与体质、体形密切相关,即有些体型丰满者,但皮肉松弛,肌肉纹理不清,如肥胖之人,外形臃肿而体质较差,活动笨拙;而有些体型清瘦者,但肌肉充盛坚实,纹理清楚有光泽而富有弹性,如运动员,外形健壮,活动灵巧。李杲《脾胃论》以"元气"立论,从脾胃与元气的角度入手,深刻地揭示肌肉的生、长、养问题。其言:"元气,乃先身生之精气也,非胃气不能滋之。""元气、谷气、荣气、清气、卫气、生发诸阳上升之气,此六者,皆饮食入胃,谷气上行,胃气之异名,其实一也。"上述六种生发之气是胃气一物六名,名分为六,是因为其衍化过程有先后之不同,所居脏腑部位有别,其功用也不同。人体之发生、发育及维持其活动的物质来源与脾关系密切,肌肉是构成形体的重要组成部分,其与脾胃有着重要的关系,故李杲谆谆告诫"脾胃之气既伤,而元气亦不能充,而诸病之所由生也。"诸病皆生,肌肉的病变不能例外。从李杲的观点出发,脾主肌肉的实质就是脾胃与元气的关系,先天元气衰,禀赋不足,这是肌肉发生病症的先天之因,后天失养,先天的不足非但没有得到弥补,而且更加受损以致化源告乏,气血日衰易遭外邪侵犯,出现肌肉疼痛不仁、痈疡等症。若日久伤损更重,气无力推动,血不足以濡养致使肌肉生长异常或日益消瘦不用,或肿胀虚胖,懈怠乏力等诸损病症的发生,这是病机的关键所在。脾主运化,为气血生化之源,可将饮食水谷中的营养物质输送至肌肉,为之营养,使其丰满健壮,此为脾主肌肉之长[8]。《侣山堂类辨·能食而肌肉消瘦辨》进一步指出:"胃乃受纳之腑,脾为转运之官,故水谷入胃,得脾气之转输,而后能充实于四肢,资养于肌肉。"脾主肌肉之动,主要指肌肉的活动依赖脾气之健运。

3. 脾与肌肉之病理

脾与肌肉在生理上关系密切,在病理上也相互影响。其主要表现为脾病传肉、肉病传脾、肉脾同病。

(1)脾病传肉:《素问·痿论》曰:"脾主身之肌肉",此处提出了人体之肌肉由脾所主。《素问·示从容论》曰:"四支解堕,此脾精之不行也。"《素问·太阴阳明论》曰:"脾病者,身重,善肌,肉痿,……脚下痛。"脾通过转输精微以充养肌肉,由于肌肉附着于四肢之上,肌肉得到充养则四肢有力。若脾散精功能失职,周身不得精微充养,四肢不荣,故萎靡不用。当脾之气血阴阳亏损,不能供给肌肉以充足营养时,会造成各种肌肉的病变。《黄帝内经素问集注·五脏生成论》云:"脾主运化水谷之精,以生养肌肉,故主肉。"由于脾胃为气血生化之源,故全身的肌肉都需要依靠脾胃所运化的水谷精微来营养,才能使肌肉发达丰满、健壮,活动自如。因此,临床上所见肌肉萎软伸缩无力的疾患,多责之于脾失其所主,治当以健脾益气为主,这也是"治痿独取阳明"的主要理论依据。同样,人体的四肢也需要脾胃运化的水谷精微等营养,以维持其正常的生理活动[9]。《素问·太阴阳明论》曰:"四肢皆禀气于胃,而不得至经,必因于脾,乃得禀也。"说明四肢的功能活动有赖于脾气的濡养。若脾胃运化精微功能失常,如运化无力、消化吸收障碍等,人体会因气血生化乏源,四肢肌肉得不到充足的营养而出现肌肉消瘦、肌肉干裂、四肢痿软、肌肉松弛引起内脏下垂等病变,如《素问·太阴阳明论》所云:"今脾病不能为胃行其津液,四肢不得禀水谷气,气日以衰,脉道不利,筋骨肌肉皆无气以生,故不用焉。"当脾胃运化水湿功能失常,痰浊水饮停聚于肌肉,则出现痰核、囊肿、脂肪瘤、湿疹、皮下结节、肿块等;当脾胃升清功能出现异常时,一则使水谷精微不能正常输布,肌肉得不到濡养而痿废,二则脾气不能正常升举,维持脏器的位置,则出现脏器的下垂,如胃下垂、子宫下垂等。脾胃健运,则气血津液化生充足,肌肉得养,筋脉完整、坚韧,能够维持胃的位置,以防下垂。

（2）肉病传脾:肌肉的病变长期不愈,亦可内传入脾,导致脾的病变,如《素问·痹论》曰:"肌痹不已,复感于邪,内舍于脾。"临床上常见重症肌无力症、肌营养性不良症、多发性肌炎等肌肉类病变迁延不愈,导致脾气虚弱、阴血耗损,而见神疲乏力、纳谷食少、少气懒言、舌淡苔白、脉细弱等脾虚证候。

（3）脾肉同病:各种病邪都可直接侵犯于脾与肌肉,造成两者同时病变。"四肢为脾之外候"（《体仁汇编》）,脾病则可见"怠惰嗜卧,四肢不收"（《难经·十六难》）。四肢依赖脾胃水谷之精微滋养,脾气健旺,化源充足,则四肢运动自如,灵活有力;脾气虚弱,运化失权,精微来源不足,四肢失于充养,会出现手足软弱无力,甚至萎废不用等症。"脾主身之肌肉""清阳实四肢",清阳之气为水谷之精气所化,若饮食营养充分,则肌肉丰满结实,四肢强壮有力,反之则肌肉瘦削松弛,四肢懈惰无力。

综上所述,"脾主肌肉"的含义是脾主宰人体肌肉的长养,外养头面四肢躯壳,内养五脏六腑及维系内外各组织,使之构成一个功能整体,乃至保持功能整体各部分位置相对稳定的横膈、网膜、系膜等所有肉质器官组织均属"脾主肌肉"的范畴[10]。胃下垂是临床常见的一种消化系统疾病,是指胃的支持韧带或胃壁松弛,在直立时胃小弯角切迹位于髂嵴连线以下的位置并有排空缓慢的病理改变。从上可知,胃下垂与脾主肌肉有着密切的相关性。

（三）脾主升清

脾主升清为中医藏象学说的基本内容之一,在脾的生理功能中占有重要的地位。脾主升清是指脾有吸收水谷精微并上输到心、肺、头目及固定内脏位置,保持脏器稳定的作用[11],如《素问·经脉别论》云:"饮入于胃,游溢精气,上输于脾;脾气散精,上归于肺;通调水道,下输膀胱。水精四布,五经并行,合于四时五藏阴阳,揆度以为常也。"李杲释之曰:"夫饮食入胃,阳气上行,津液与气,入于心,贯于肺,充实于皮毛,散于百脉,脾禀气于胃,而浇灌四旁,荣养气血者也。"李杲指出:"盖胃为水谷之海,饮食入胃,而精气先输脾归肺,上行春夏之令,以滋养周身,乃清气为天者也;升已而下输膀胱,行秋冬之令,为传化糟粕,转味而出,乃浊阴为地者也。"又曰:"地气者,人之脾胃也。脾主五脏之气,肾主五脏之精,皆上奉于天,二者俱主生化之奉升浮,是知春生夏长皆从胃中出也",说明脾胃不仅将水谷之精气灌溉四脏,滋养周身,同时排泄废物,还推动了脏腑精气的上下流行,循环化生。

推究脾主升清概念的源出,发端于《素问·五脏别论》,经云:"饮入于胃,游溢精气,上输于脾,脾气散精,上归于肺,通调水道,下输膀胱,水精四布,五经并行。"经文所论,其原旨虽在于水液精微的吸收输布,然其言及之"散精""上归"之意,即具备水谷精微上升布散之义,且饮食水谷,本同一体,水谷精微,存乎其中,故"上归"即上升转输,"散精"即升布精微。根据《黄帝内经》脾脏"散精""上归"之论,遂后人推出脾气上升,胃气下降之理论。李杲《脾胃论》言及脾升胃降时提及:"饮食入胃,而精气先输脾归肺,上行春夏之令,而滋养周身,乃清气为天者也。"强调脾上升精气归于肺,精微之所以能够上升到肺,依赖于中焦气机的转运,如喻嘉言《寓意草》说:"其升清降浊者,全赖中脘为之运用……故中脘之气旺,则水谷之清气,上升于肺,而灌输百脉;水谷之浊气,下达于大小肠,从便溺而消。"喻嘉言所论,不仅出现升清二字,更为升清的机制、中焦升降平衡等做了详细地说明,可谓是脾主升清理论的奠基人。从气化学说的角度看,气轻清则上升,质重浊而下降,升清降浊体现在中焦脾胃气化之中。水谷精微气轻清,由脾吸收而转输上升;水谷糟粕质重浊,由胃腐熟而传化下降。脾升胃降,保持气化协调,升降平衡,从而成为气机运转的枢纽。水谷精微,源源上升以达于心肺头目,同时脾气上升,固护升托内脏的位置,因而脾能升清则水谷精微得以吸收转输,气血生化有源而神清气爽、思维敏捷、气血旺盛、脏腑安位。反之,如脾不升清则精微不升,气血生化无源,水谷不能运化,进而中气下陷出现神疲乏力、头目眩晕、腹胀纳呆、久泄脱肛、内脏下垂诸症,如《素问·阴阳应象大论》所谓"清气在下,则生飧泄,浊气在上,则生膜胀"是脾不升清所致然。脾主升清,其精微的吸收、转输及气化上升过程,是由脾气的作用完成的。诚如《医述》所云:"非如磨之能砻,杵之能舂也,以气吸之,而食物不坠焉耳。食物入胃……得脾气一吸,则胃气有助,食物之精得以尽留。"可见,脾之升清,须赖脾气吸清,然升散上行,清轻上升而达心肺头目,进而营养之。也正是由于脾气上升保持了气化升降的平衡,方能保证脏器稳定,故脏器位置的固定,其力量的源泉当推究到脾气,是脾气升托的结果。

脾胃内伤致病,是由于人体升降浮沉的气化活动发生障碍或被破坏所致。李杲曾言:"或下泄而久不能升,是有秋冬而无春夏,乃生长之用,陷于殒杀之气,而百病皆起;或久升而不降亦病焉。"由于升浮失常,便影响了正常沉降,以致"清气不升,浊气不降,清浊相干,乱于胸中,使周身气血逆行而乱",因此脾胃气虚,升降失常,便会产生种种病变[12]。

中医学认为"脾主升清"是脏腑恒定于机体某一固定位置的先决条件,人体的脏腑气机升降相因,也是维持体内脏腑恒定于某一固定位置的重要因素,两者相辅相成。在生理情况下,脾气上升,胃气下降;肝气上升,胆气下降;肾气上升,心肺之气下降。脏腑气机在矛盾的运动中达到升降相因,出入有序,不但发挥着各自的生理功能,且能使脏腑在运动中不致移位[9]。若患者本有"脾主升清"功能减退,再并发脏腑气机升降失常,尤其是胃的降浊功能失常,就可能导致胃下垂。脾胃为气机升降之枢纽。脾主升,胃主降,脾气不升,不仅不能助胃进一步消化,而且其吸收转输水谷精微和水液的功能亦发生障碍,同时其统摄、升提内脏的功能也就不能正常完成。胃气不降,则传化无由,壅滞成病,不仅饮食不能顺利下行,而且经初步消化后的水谷精微物质亦不能正常移交小肠以供脾输转周身,故脾胃纳运升降运动一旦遭到破坏,既可导致消化系统功能紊乱,发生种种胃肠病变,而且也可波及其他脏腑及四肢九窍,出现多种病症。脾升胃降的正常生理功能是脾胃两者协调配合作用的结果,如有一方功能发生障碍,都可能导致升降失常[13]。周慎斋云:"胃气为中土之阳,脾气为中土之阴,脾不得胃气之阳则多下陷,胃不得脾气之阴则无转输。"同时其他脏腑对脾胃升降亦有影响,如肝失疏泄,气机郁滞则克脾犯胃或胆火上逆,胃失和降;肺失宣降,则不能助脾气散精,助肾气顺降,助大肠传导;肾阳不足,则脾失温运。除此之外,胆气不升,则脾之升清作用亦不能正常发挥,如李杲所说:"胆者,少阳春升之气,春气升则万化安,故胆气春升,则余脏从之。胆气不升,则飧泄、肠澼不一而起矣。"一些外邪或病理产物,如湿热、寒湿、邪热、痰饮等,侵犯脾胃,或阻滞中焦,亦使脾胃气机升降失常,而出现多种病症。气机升降失调的病理,在脾胃病中主要表现为升降不及、升降反作、升降失调3个方面。就胃而言,有不降和不降反升两种情况:胃气不降,则糟粕不能向下传递,而出现脘腹胀满、疼痛、嘈杂、便秘、下利等病症;胃气不降反升,则发生呕吐、呃逆、嗳气、反胃等病症[12]。在脾来说,有不升和不升反降两种情况:脾气不升,则不能运化精微,从而出现痞满、腹胀、食后困倦、嗜卧乏力、腹泻、消瘦等症;脾气不升反降,则中气下陷,而发生脱肛、内脏下垂、大便滑脱不禁、便血、久泻等症状。

脾主升,胃主降,大小肠以通降为顺。"大小肠皆属于胃",胃气主降,则大小肠之气亦主降,胃与大小肠在主降的功能方面是相互配合,相互协同,共同完成的。大小肠气机阻滞不通,显然胃气难于通降,胃气不降,则大小肠的传导、分清泌浊功能也不能正常完成。临床上常见的大小肠气机阻滞证实际上就是大小肠之气机失于通降的结果[14]。同样,寒、热、湿、食、痰、饮等邪气阻滞于肠道,亦可使大小肠主降的功能失常而出现多种肠道病证,如腹痛、腹胀、便秘、痢疾、泄泻等。

(四) 升举内脏

脾气升举内脏,是指脾气上升能起到维持内脏位置的相对稳定,防止其下垂的作用。脾气上升而胃气下降,升降协调平衡,是维持脏器位置恒定不移的重要因素。脾气主升,脾气上升是防止内脏位置下垂的重要保证。若脾气虚弱,无力升举,反而下陷,可导致某些内脏下垂,如胃下垂、子宫脱垂(阴挺)、脱肛(直肠脱垂)等,临床上治疗内脏下垂病证,常采用健脾升陷的补中益气汤治之[7]。

(五) 脾主统血

最早提出"脾统血"理论见于《医经秘旨》,书中指出:"脾喜燥,伤于寒湿则不能消磨水谷,宜术、附以温燥之;然脾阴不足而谷亦不化,又不可以温燥为治。有思虑伤脾,脾虚不能统血而失出者;有思虑伤脾,脾虚不能消谷而作泻者,此皆以回护中气为本,勿治其标。"武之望在《济阴纲目·调经门》中亦云:"血生于脾,故云脾统血。"脾主统血即指脾气对血液的固摄作用,以保证常态运行而不溢出脉外。这种周密的血液调控效应关键是维护血液的数量与质量的相对恒定。临床上急性失血或慢性反复出血患者,由于血液容量明显减少,循环血液不足,难以保证人体正常生理功能的发挥,则会引起消化功能减退,出现食欲不振、脘腹胀满、心悸气短、疲乏无力、面色萎黄或苍白、大便溏稀等脾不运化、清阳不升等症状,气血乏源,脏腑筋肉失其濡养,而产生"宗筋弛纵",肌肉乏力而松弛,胃升提无力,位置下垂而发病[15]。

(六)脾藏意主思

《素问·阴阳应象大论》论述说:"中央生湿……在藏为脾……在志为思。"《素问·宣明五气论》又云:"脾藏意。"对于这里的"思"和"意",《灵枢·本神》解释:"因志而存变谓之思;心有所忆谓之意。"可见,思即思考、思虑,为五志之一,是人体精神意识思维活动的一种状态;意,又称为意念、记忆,是将从外界获得的知识经过思维取舍,保留下来形成回忆的印象。

1. 脾藏意

"脾藏意"的"意"出自《素问·宣明五气论》,其曰:"心藏神,肺藏魄,肝藏魂,脾藏意,肾藏志,是谓五脏所藏。"《灵枢·本神》认为"所以任物者谓之心,心有所忆谓之意……脾愁忧而不解则伤意,意伤则悗乱,四肢不举,毛悴色夭,死于春"。宗历代医家之现代研究可知,"脾藏意"就是指脾脏主司人的思考、记忆等意识活动。

2. 脾主思

《素问·阴阳应象大论》论述说:"中央生湿……在藏为脾……在志为思。"思为思考、思虑之义。在《黄帝内经》中却属两个不同范畴的概念:一属于认知范畴。《灵枢·本神》曰:"因志而存变谓之思",属思维意识活动,为实现某种意愿而反复研究、思考,属心主导下的精神活动的一部分,因此往往与心并提,如"思则心有所存"(《素问·举痛论》),"心怵惕思虑则伤神"(《灵枢·本神》)等。二属于情感范畴,归于情绪变化,与其他情绪如喜、怒、忧、恐并提,就是情感之思,如《素问·天元纪大论》记载:"人有五脏,化五气,以生喜怒思忧恐",前者属于"脾藏意"的范畴,后者属于"七情"的范畴。认知之思属脾藏意的范畴,而情感之思也由脾主。在《素问·阴阳应象大论》所述的肝"在志为怒",心"在志为喜",脾"在志为思",肺"在志为忧",肾"在志为恐",就已明确提出了"脾主思",此思就属于情感之思[16]。思虑过度,耗伤气血,气血乏源,筋肉失养,宗筋弛纵,肌肉松弛,升提无力,发为胃下垂。

(七)喜燥恶湿

喜燥恶湿是脾的生理特性之一,与胃的喜润恶燥相对而言。脾之所以有喜燥恶湿的特性,是与其运化水液的生理功能分不开的。脾气健旺,运化水液功能发挥正常,水精四布,自然无痰饮水湿的停聚。然脾气上升,才能将水液上输于肺,即所谓"脾气散精,上归于肺",而脾气升运的条件之一就是脾体干燥而不被痰饮水湿所困,如清代吴达《医学求是·治霍乱赘言》所言:"脾燥则升。"若脾气虚弱,运化水液的功能障碍,痰饮水湿内生,即所谓"脾生湿";水湿产生之后,又反过来困遏脾气,致使脾气不升,脾阳不振,称为"湿困脾"。外在湿邪侵入人体,困遏脾气,致脾气不得上升,也称为"湿困脾"。由于内湿、外湿皆易困遏脾气,致使脾气不升,影响正常功能的发挥,故脾欲求干燥清爽,即所谓"脾喜燥而恶湿"。临床上,对脾生湿,湿困脾的病证,一般是健脾与利湿同治也,正所谓"治湿不理脾,非其治也"。

第二节　胃的生理功能及特性

胃是机体对饮食物进行消化吸收的重要脏器,主受纳腐熟水谷,有"太仓""水谷之海"之称。胃与脾同居中焦,两者"以膜相连",由足阳明胃经与足太阴脾经相互属络,构成表里关系。胃与脾在五行中皆属土;胃为阳明燥土,属阳;脾为太阴湿土,属阴。胃位于腹腔上部,上连食管,下通小肠。胃腔称为胃脘,分为上、中、下三部:胃的上部为上脘,包括贲门;胃的下部为下脘,包括幽门;上下脘之间的部分称为中脘。贲门上连食管,幽门下通小肠,是饮食物出入胃腑的通道。胃的主要生理功能是主受纳、腐熟水谷,生理特性是主通降、喜润恶燥。

一、胃主受纳腐熟

《素问·灵兰秘典论》云:"脾胃者,仓廪之官,五味出焉。"仓廪之意,辞海释云:储藏米谷的仓库,故仓廪主要系指胃腑而言。胃居中焦,为一腔大器,水谷受纳之所,精微化生之地,纳熟正常则气血津液有所生,五脏之气有所养。正如《素问·五藏生成论》曰:"胃者,水谷之海,六府之大原也,五味入口藏于肠胃,以养五脏气。"胃的主要生理功能是主受纳和腐熟水谷,其功能,除与胃阴的滋润作用有关外,主要依赖于胃气的推动作用,而胃气的运动特点是"以降为顺""以通为和"。基于以上关于"胃气"含义的阐述,《黄帝内经》以比喻手法高度总结胃的生理功能,如《素问·灵兰秘典论》曰:"脾胃者,仓廪之官,五味出焉。"《灵枢·五乱》曰:"胃者,太仓也。"《素问·五脏别论》曰:"胃者,水谷之海,六府之大源也。五味入口,藏于胃。"《素问·刺禁论》曰:"脾为之使,胃为之市。"《灵枢·营卫生会》曰:"中焦如沤"等。后世得出胃的一个重要生理功能,即胃主受纳腐熟。李杲引《黄帝内经》,认为胃"名曰器""能化糟粕,转味而入出者也"及胃"受五脏浊气,名曰传化之府,此不能久留,输泻者也""传化物而不藏,故实而不能满""水谷入口,则胃实而肠虚,食下,则肠实而胃虚,故曰实而不满"等论述说明胃具有接受和暂时容纳饮食及不断向下推送食糜,再次排空的功能,这是胃腑作为空腔脏器所具有的本质功能,也是胃主降浊的前提条件。

1. 胃主受纳水谷

胃居中焦,为一腔大器,水谷受纳之所。《灵枢·五味论》指出:"胃者,五脏六腑之海也。水谷皆入于胃,五脏六腑皆禀气于胃。"水谷精微是脏腑发挥功能的物质基础,而"五脏六腑皆禀气于胃",说明水谷精微的化生与胃关系比较密切,故称胃为"五脏六腑之海"。《素问·玉机真脏论》认为"五脏者,皆禀气于胃。胃者,五脏之本也"。胃主食物的受纳,脾主食物的消化,《诸病源候论》说:"胃受谷而脾磨之。"《素问·五脏别论》记载:"胃者,水谷之海,六腑之大源也。五味入口,藏于胃,以养五脏气……五脏六腑之气味,皆出于胃。"《吴医汇讲》曰:"胃者,水谷之海,容受糟粕,其主纳,纳则贵下行。"《临证指南医案》曰:"胃司纳食,主乎通降。"如胃气不降,则知饥不纳。叶桂提出的"胃宜降则和"的思想,主要是从滋养恢复胃阴的角度来论述,如《温病条辨》曰:"胃阴复而气降得食。"胃阴具有濡润、滑利胃腑及消化道其他部分的功能,食物要顺利通过食管到达胃中,离不开阴液的浸润软化,使之润滑流利,从而更易于通过食管。但也有学者认为胃阳气不足运化无力,可表现为纳降失职的特有征象,如呕吐清液、食入不化等。胃气的调和需要以胃阴、胃阳合和共济为前提,胃阴虽能够濡润消化道,使食物易于下降,但是胃阳提供的动力也是保证食物顺利下降的重要因素,而且胃阳的温通作用也是消化道保持通畅的重要因素,如用半夏、生姜等辛温通阳的药物恢复胃降的方法即体现了这一点。胃气作为脏腑之气的一部分,是运行不息、活力很强的精微物质,运动方面主要表现为胃阳的性质,能够推动胃阴濡润、滑利胃腑,使食物下行,以利于受纳。可见,胃的受纳功能需要胃阴、胃阳的协同配合才能实现,胃阴、胃阳合和共济,则表现为胃气的调和,胃气和则通降之职得行。胃气除了存在于胃中以外,尚延伸于消化道其他部分,如"咽者,咽也,主通利水谷,为胃主系,乃胃气之通道也"(《重楼玉钥喉科总论》),舌苔也是胃气(主要指胃阳)蒸腾胃阴上潮于口而成。由于胃气是弥散于包括口腔、喉及食管等上消化道在内的整个消化道中,所以口腔的咀嚼、咽喉的吞咽及食管的收缩等功能活动应该都离不开胃气之通降,胃失和降其实是整个消化系统的疾病。

2. 胃主腐熟水谷

腐熟,是指胃腑受纳食物后使食物在胃中进行初步的消化,消化过程依旧与胃之和降密切相关。一方面,胃气(主要指胃阳)可以促进胃进行自上而下的蠕动作用,对食物进行初步的磨化,同时胃阳对食物的蒸腐作用是促进食物腐熟的重要因素;另一方面,水谷入胃,胃阴濡之,胃液中的胃酸和各种消化酶对食糜进行浸润腐熟和降解消化,使食物在胃中犹如动植物等入土而腐,正如唐容川所言:"津液,尤是融化水谷之本。"胃阴与胃阳互根互用,一方面,胃阳促进胃腑蠕动使胃液分泌增加;另一方面,胃阴腐熟水谷产生热量的过程又是胃阳生成的过程。胃阴、胃阳合和共济,使饮食物在胃中进行初步的消化,为下传于小肠做好准备[17]。胃发挥腐熟的功能以胃气调和为前提条件,而胃气以降为和,胃失通降,则胃气不和,从而导致胃腑的腐熟功能受损。反之,若由于各种原因导致胃气不和,则胃腑通降之性也必然受到影响。如果食物在胃腑中不能得到比较充分的腐熟,不能形成可以下传的食糜,导致食积,停留于脘腹之中,胃腑不通,胃气失于通降,筋肉失于濡养。而且由于未经过胃腑腐熟后的食物不能下传于肠腑,还会影响到小肠泌别清浊的功能及大肠传化糟粕的功能。若小肠泌别清浊的生理功能不能正常发挥,导致水谷精微不能从食物中正常地分离出来,从而进一步影响到脾脏运化水谷精微的生理功能,出现清浊不分,完谷不化等,久则导致营养不良,出现消瘦乏力、体虚倦怠、少气懒言等表现,筋肉失于濡养,肌肉松弛可致胃下垂。

二、胃主通降

胃主降,是指胃的通降功能,将消化之食糜向小肠推送的功能,称之为通降或降浊。明代李梴《医学入门·脏腑条分》云:"凡胃中腐熟水谷,其滓秽自胃之下口,传入于小肠上口。"可见只有胃降才能使经胃摄纳腐熟后的水谷及时下传至肠,并将糟粕排出体外,从而保持胃肠虚实更替的状态,故曰:"胃司纳食,主乎通降。"叶桂云:"胃宜降则和""以降为顺"。王孟英亦云:"盖胃以通降为用"。然胃主降之功,是以胃腑阳气的温煦、推动及阴液的濡润为基本条件,阳气、阴液相互为用,使纳于胃中的食物得以腐熟、润降;但胃气的和降,与肺气的宣发肃降,脾气的运化升清,肝胆之气的疏泄升发,肾中阳气的温煦、摄纳及大小肠的传导下行等功能密切相关,它们相互配合、相互协调,维持着整体相对平衡。若外感六淫、内伤七情、饮食劳倦等，或他脏病变影响胃腑，使胃失和降，水谷失其正常传递，则水停为湿，谷停为滞，阻滞气血，变生种种病证，在上则生噎膈，在中则生腹胀、腹痛，在下则生便秘等。若不降反升，又可出现呕吐、呃逆、反胃、嗳气等证。由于胃气和降是整体脏腑功能相互协调、共同作用的结果，当胃失和降时，又常与他脏病变相互影响，故而出现脾胃气虚、肝胃不和、肺胃气逆、胃肠结热、胆胃同病、脾胃阴虚等证。

胃、大小肠之气皆主降，但又降中有升，其气不降为病，而降之太过亦为病，其"升"是为了保证"降"的功能正常发挥，使之不至于降之太过。胃肠之气，通降有度，固不为病，若只降不升，胃所受纳、小肠所受盛、大肠所传导的食物、水谷精气及糟粕，须臾即下，不能在一定时间内完成消化、磨运、吸收，因此胃肠之气虽主降，而降中有升[18]。由于实热火邪扰乱胃腑，导致胃阳充盛或者热病后期，虚火灼阴，或其人素体虚弱，略受刺激，则胃腑机能便出现虚性亢奋的状态，在上则出现易消水谷、多食善饥等症状；在下则发生肠鸣泄泻等病症，《医学启源》曰："胃中风，则溏泄不已。"前者是由于胃之腐熟受纳功能亢奋所致，表现为胃气通降之职的病理性增强；后者则是由于胃主降浊功能的异常敏感，略受刺激，则胃肠蠕动加速，消化液分泌较多等，导致食糜未经充分地泌别清浊和水谷精微的运化输布便被排出体外，都属于病理表现，临床中消渴、甲状腺功能亢进，或肠易激综合征等疾病的患者可以见到相关的症状表现。若由于宿食停胃，或药食不当，或邪气犯胃等，导致胃气非但不降，反而上逆，则出现呕吐、呃逆、嗳气、反胃等病证。其中呕吐一证尤为常见，如《景岳全书·呕吐》言："呕吐一证，最当详辨虚实。实者有邪，去其邪则愈；虚者无邪，则全由胃气之虚也。"所谓邪者，或暴伤寒凉，或暴伤饮食，或因胃火上冲，或因肝气内逆，或以痰饮水气聚于胸中，或以表邪传里，聚于少阳、阳明之间，皆有呕证，此皆呕之实邪也。此外，胃主降浊功能受损，还会影响到"浊"气的正常下降，出现大、小便的排出障碍，其中对大肠传化糟粕功能的影响最为明显，如胃气不降，则肠腑传送无力，影响糟粕的排出，积存于肠道，导致腹部痞满胀痛，甚则浊气上逆，影响胃腑及上消化道的生理功能，在下则出现久不大便，粪质干结，排出困难，或粪质不硬但排出欠畅等便秘症状[19]。

三、胃喜润恶燥

胃喜润恶燥，是指胃当保持充足的津液以利食物的受纳和腐熟。胃的受纳腐熟，不仅依赖胃气的推动和蒸化，亦需胃中津液的濡润。胃中津液充足，则能维持其受纳腐熟的功能和通降下行的特性。如清代吴达《医学求是·治霍乱赘言》所说的"胃润则降"。胃为阳土，喜润而恶燥，故其病易成燥热之害，胃中津液每多受损，因此在治疗胃病时，要注意保护胃中津液，即使必用苦寒泻下之剂，也应中病即止，以祛除实热燥结为度，不可妄施，以免伤津化燥。

第三节　其他脏腑对脾胃功能的影响

一、肝

（一）肝为脾胃之主

肝藏血而主疏泄，属木；脾统血，主运化而为气血生化之源，属土。《黄帝内经素问集注》曰："脾属土,而制于肝木,故肝为脾之主。"肝主疏泄,对气机有疏通、畅达、升发之作用;脾主运化、升清,对水谷有吸收、运化、输布之功能,为气血生化之源。"土得木而达"(《素问·宝命全形论》),"木之性主于疏泄,食气入胃,全赖肝木之气疏泄之,而水谷乃化"(《血证论》)。脾胃之运化水谷依赖于肝木之气疏泄,因此,肝之疏泄作用正常是保障脾胃正常升降功能的重要条件。脾统血,肝藏血,脾运健旺,气血生化有源,则肝有血藏、有所养。因此,脾气健运是肝气正常疏泄的基础。"升降出入……而贵常守,反常则灾害至矣"(《素问·六微旨大论》)。肝之疏泄功能失常,气机不调,则脾胃升降功能失常。肝木之气不能宣畅升达,则脾气虚弱无力升清,久则脾气下陷;反之,脾气虚弱,运化失健,生化乏源,肝之气血不足,肝木失养升发,条达无力,则脾气不升,久而下陷。由此说明肝、脾两脏在生理功能和病理变化上有着密切的关系。另外,从组织结构上来看,"脾主身之肌肉"而"肝主身之筋膜"(《素问·痿论》),筋膜裹系肌肉以共同维系脏腑各安其位,犹如钢筋水泥一样,筋膜健、肌肉充则五脏六腑安矣。肝之气血不足,筋膜失养,松弛无力,肌肉必将萎弱,脏腑则无以维系,不安其位而下垂。

(二)肝为升降之根

《吴师汇讲》云:"治脾胃之法,莫精于升降。"周学海在《周氏医学丛书》说道:"肝者……握升降之枢者也。""脾者,升降之所径;肝者,升降发始之根也。"脾气升发,则元气充沛,人体始有生生之机;同时脾气升发,才使机体内脏不致下垂。脾为湿土,其性黏滞,易于胶结,自身何以升发?需于肝木春升之气。李杲说:"胆者少阳春升之气,春气升则万化安,故胆气春升,则余脏从之。"肝乃将军之官,主疏泄。胃乃仓廪之官,有受纳、磨化、腐熟水谷之能。在生理情况下,饮食入胃,在腐熟消化吸收转输过程中,需借助肝之疏泄功能。此因脾胃同居于中焦,连通上下,是气机升降出入之枢纽,只有肝之疏泄功能正常,才能使脾胃之升降有序,出入有常,同时肝木又赖于胃土的培植,胃气和降,利于肝之疏泄,可见肝与胃在生理功能上是密切联系的,故在病理情况下,肝气疏泄失职,气机不畅,影响脾胃的升降与运化,致使清气不升,浊阴不降,清浊格阻,瘀滞中脘,阳气受损,升提无力,可引起胃脘肌肉弛缓,收起无力,而致胃下垂。

二、肺

(一)经脉相通

《灵枢·经脉》曰:"肺手太阴之脉,起于中焦,下络大肠,还循胃口,上膈属肺。"《素问·平人气象论》曰:"胃之大络,名曰虚里,贯膈络肺。"同时脾与胃经相表里,脾为胃行其津液;肺与大肠经相表里,而大肠又属胃系,《灵枢·本输》曰:"大肠小肠皆属于胃,是足阳明经也。"肺与脾同为太阴经,大肠与胃同为阳明经,同名经经气相通,相互为用。这种经络上的相通是两脏腑在生理上相互为用,病理上相互影响的基础[20]。因肺朝百脉,使五脏六腑均能得到精微之气的供养。若肺气虚损,失其宣发肃降之能,则胃失濡养,筋脉松弛可致胃下垂。

(二)气血化生

天地之气通肺胃,气味相合生气血。《素问·阴阳应象大论》有云:"天气通于肺,地气通于嗌。"肺主气,吸入自然界的清气,与脾胃化生的谷气相结合生成宗气,以贯心脉而行呼吸。宗气的生成决定着一身之气的盛衰,故肺胃功能正常的发挥对一身之气的盛衰起着关键作用。同样,肺胃对血的生成亦至关重要。《灵枢·营卫生会》曰:"谷气入胃,以传于肺,五脏六腑皆以受气……此所受气者……上注于肺脉,乃化而为血。"可见,无论是气的生成,还是血的化生,肺胃都发挥着至关重要的作用[21]。肺主肃降,肺气有降才有宣;胃主通降,胃气能降才能和。胃气通降,能够保证肺主呼吸的正常进行,《医门法律·辨息论》曰:"呼出心肺主之,吸入肾肝主之,呼吸之中,脾胃主之。故惟脾胃所主之中焦,为呼吸之总持。"肺气肃降促进大肠传导,以助胃气通降。《灵枢·平人绝谷》曰:"胃满则肠虚,肠满则胃虚,更虚更满,故气得上下,五脏安定。"肺胃之气同降,相互协调,是保障全身气机调畅的重要条件。肺胃一气相贯,肺气肃降有权,则胃气也顺流而下[22]。

肺主气,朝百脉,通调水道,而胃为气血生化之源,肺中所需精气,均依胃之受纳、腐熟水谷来供应,故肺中津气的盛衰,不仅取决脾之运化的强弱,亦赖于胃之纳化功能的正常与否。同时胃之和降功能的正常发挥,亦须以肺之肃降、通调水道功能辅之。《素问·经脉别论》云:"饮入于胃,游溢精气,上输于脾,脾气散精,上归于肺,通调水道,下输膀胱。"这说明肺与胃之间在生理上内在联系。也正因如此,在病理情况下,两者也多相互影响,如胃气虚损,常致肺气不足,而见体倦乏力、少气懒言等症;若胃气不降,可影响肺气宣降,上逆而见咳、喘等症;若肺病日久,也可影响到胃,如肺气虚衰,宣降无力,可影响胃之和降,使胃气上逆,而见呕吐、呃逆诸症。其从肺论治胃下垂者,治以气郁者舒之、滞者行之、逆者平之、结者散之,从而达到气机舒展、脏气平和、气血津液顺调、阴阳平衡之目的,以宣肺和胃之法[22]。

三、肾

(一) 先天后天相互资生

中医认为肾为"先天之本",脾胃为"后天之本",脾肾在生理、病理等方面都有着极为密切的关系,所以肾与脾、胃是相互资助、相互依存的。肾的精气有赖于水谷精微的培育和充养,才能不断充盈和成熟,而脾胃转化水谷精微则必须借助于肾阳的温煦,故有"非精血无以立形体之基,非水谷无以成形体之壮"之说法。肾主纳气,胃气以降为顺,胃的通降须赖肾气的摄纳、温煦才能使胃腐熟的食物下达小肠,进一步消化吸收。肾阳激发,温煦脾土,脾土得到肾阳之温煦才能运化水谷[19]。

胃为六腑之一而居中焦,主受纳、腐熟水谷,为气血生化之源,故为后天之本。胃主降浊,与脾主升清共同构成气机升降的枢纽。肾为五脏之一而居下焦,主藏精、纳气,为元阴元阳之本,气之根。故两者在生理上存在着相互资生的关系,如肾阴乃一身阴液之源,胃之所以能维持其濡润不燥之特性,须赖肾阴之资助,而肾为胃之关,肾主下焦,开窍于二阴,水谷入胃,清者由前阴排出,浊者由后阴排出,前后二阴排泄大小便均依赖肾之气化,肾气化则二阴通,二阴通则胃亦通,肾气不化则二阴不通,二阴不通则胃填满。再者,肾阳为胃纳之动力,"胃为水谷之海",肾乃精血之源,又必赖后天胃土为之资,只有胃之降浊,才能使水谷之浊气下达小大肠,从便、溺而消,故肾主二便又与胃之降浊相关。可见在生理上胃与肾有着密切的关系,故在病理情况下亦必然相互影响,如肾水不足,阳火偏盛,煎熬津液,三阳热结,则前后闭涩,下源不通,必反上干,直犯清道,上冲吸门、咽喉、噎食不下,而呕出矣。反之,若胃土虚衰,化源不足,肾精亦亏,则见头晕耳鸣、腰膝酸软等症,或胃土不健,土不制水,使水泛而致肾病,出现小便不利、水肿等症。尤其是慢性肾脏病患者,若肾气亏损,功能减退,多累及于胃,而见食欲不振、恶心呕吐,而在热性病过程中,如阳明热结而成腑实者,若下不及时,往往由胃及肾,耗伤肾阴,如吴鞠通云:"温邪久羁中焦,阳明阳土,未有不克少阴癸水者。"又云"阳明大实不通,有消亡肾液之虞。"而见土燥水竭之证[23]。

(二) 久病及肾

从西医来说,胃下垂的发生主要和膈肌悬吊力不足,膈胃、肝胃韧带松弛,腹内压下降及腹肌松弛等因素有关,常见于老年人、瘦长体型者、产妇、长期卧床少动、长期从事站立工作、慢性消耗性疾病者。从中医来看,胃下垂的病因分先天与后天两类。先天因素为禀赋薄弱,体质亏虚;后天因素为饮食失调,久病或产育过多,七情失和等。其病位在脾胃,主要病机可概括为虚、瘀二字,而以虚为主。从脏腑辨证上,虽然本病在胃,与脾、肝有关,但病久可影响及肾,即所谓"穷必及肾"。宋代许叔微认为,肾是一身之根蒂,脾胃乃人生死之所系,但两者的关系当以肾为主,补脾胃常须缓补肾气。明代医学家薛己根据肾、命门与脾胃的关系,认为在直接治理脾胃之外,还当求之于肾与命门,薛己温补脾胃、温补肾命的治疗特点,并非分别应用,而是认为两者之间有着互为因果的密切关系,而且在临床上脾肾兼亏的病证更为多见,故强调脾肾同治。或因脾土久虚,后天不能养先天,而致肾虚;或因肾阳虚衰,火不生土,而致脾胃虚损,故在治疗时前者应当补脾而兼顾其肾;后者宜补其肾而兼顾脾胃[24]。

陷者举之,医之大法也,多以补中益气汤为主。然而临证之时,病情多变,不应遵循常法常方。有陷者举之不应者,应治病求本。肾为先天之本,一身之气皆发源于肾。肾间动气,自下而上,达于全身,激发推动,诸气由生。脾胃的腐熟、运化功能须借助肾阳的温煦,故有"脾阳根于肾阳"之说。脾阳依靠肾阳的温养才能发挥运化作用。肾阳不足可致脾阳虚弱,运化失常,则出现黎明泄泻,食谷不化等症。脾胃为后天之本,肾中精气亦有赖于水谷精微的培育和充养。因此,它们在生理上相互资助,相互促进,在病理上相互影响。临床上应用常法治疗胃下垂无效时,应考虑并不是人参、白术、黄芪助气不足,而为肾气不足,鼓动无力所致,故应使用补肾之品,临床常用金匮肾气丸。

四、胆

(一) 五行生克

胆胃同处于中焦,皆属于六腑。胆木赖于胃土的培植。胃属土,胆属木,清代黄元御《四圣心源·脉法解》云:"木生于水而长于土,土气冲和,则肝随脾升,胆随胃降",可见胆木依赖于胃土的培植,胃气和降则利于胆气疏泄。胃之纳降得胆气之助,唐容川云:"胆中相火,如不亢烈,则为清阳之气,上升于胃,胃土得以疏达故水谷化。"《医学见知》云:"胆主升清降浊,疏利中土",可见胃土的受纳、腐熟功能依赖于胆木之升发,是维持其正常消化功能的重要条件。胃与胆在病理上也是相互影响的。正如《灵枢·四时气》云:"邪在胆,逆在胃,胆液泄则口苦,胃气逆则呕苦。"《素问·气厥论》云:"胃移热于胆,亦曰食亦。"由此可见,病理情况下,胆木太盛,则乘中土,如胆经受热,胆气横逆,克伐胃土,使胃失和降,即胆病及胃,若邪滞胃脘,久则生热,熏蒸胆腑,使胆失通降,即胃热及胆。前者可见口苦、呕吐苦水、胸胁疼痛、纳少便干等;后者则以胃脘痞满、泛酸、呕吐气逆、食少便干、身黄、目黄、尿黄等特征。若腑气亏虚,则胃土得不到胆气升发,而影响其受纳、腐熟,如李杲《脾胃论》云:"胆气不升,则飧泄、肠澼不一而起矣。"若胃气亏虚,又可致胆木失去中土的培植,而致胆气亏虚。前者临床可见胸胁隐痛不适、乏力、神疲气短、惊悸虚怯、失眠多梦、纳呆,或伴大便溏稀、舌淡苔薄、脉细等症;后者则见脘部痞胀,或隐痛不适、食欲欠佳、嗳气、乏力、呕吐酸水,伴胸胁胀闷、舌淡苔薄、脉细弦等症。

(二) 经络相通,气血相关,以通为用,以降为顺

从经络的联系来看,胆属足少阳经,其经脉走向从耳前经过,行之侧身,通过横膈络肝属胆,分支出于少腹两侧及腹股沟部;胃属足阳明经,其经脉亦从耳前经过,通过横膈络脾属胃,分支通过脐旁进入少腹,两者在耳前及少腹部相互交会重叠,交会于上关、气关,因此其运行的气血津液可以相互贯通。生理情况下起到相互交换与补充营养物质等作用。再者,阳明经多气多血,胃经为十二经之长,阳明经的盛衰也直接影响到其他经脉气血的盛衰。《灵枢·经脉》中记载:"胃足阳明之脉,起于鼻,出大迎,循颊车……其支者,从大迎前下人迎,循喉咙,入缺盆,下膈,属胃络脾……其直者,从缺盆下乳内廉,下挟脐,入气街中""胆足少阳之脉,起于目锐眦……其支者,别锐眦,下大迎,合于手少阳,抵于頗,下加颊车,下颈合缺盆;以下胸中,贯膈络肝属胆,循胁里,出气街"。由此可见,胆胃通过脉络会于大迎、颊车、缺盆、气街四穴而构成关联。胆胃在经脉循行上是密切相关的。在生理功能上,胆胃协同完成消化吸收水谷精微,化生气血,升降气机,共同维持人体气血阴阳的生化与平衡。如唐容川在《中西汇通医经精义》中指出:"西医谓肝生胆汁,入胃化谷,即《黄帝内经》木能疏土之意。"从气机升降的角度看,肝、胆、脾、胃同居中焦,胆、胃同属六腑,具有"以通为用,以降为顺"的生理特点。胆为中清之腑,胆气主升发疏泄,助胆汁通泄、胆火下降;胃主受纳,胃气通降,以降为和。因此,胆胃在气机运动上都能升降,但胆气以升为主,胃气以降为主。胆胃在升降关系上表现为胆中清气引胃气上行受纳水谷,胃中浊气引胆汁下降以助消化,升中有降,降中有升,胆胃谐和,则疏达通降平衡协调。若气机升降失常,胃失和降,浊阴不降,清浊格阻,瘀滞中脘,升提无力,可引起胃脘肌肉弛缓,而致胃下垂。

参 考 文 献

[1] 杨丽,王彩霞.清代各家脾主运化理论的研究[J].辽宁中医杂志,2017,44(8):1626-1628.

[2] 杨丽,王彩霞.脾主运化的源流及发展[J].中华中医药杂志,2016,31(5):1773-1777.

[3] 吕林,唐旭东,王凤云,等.从"脾主运化"理论探讨论治功能性胃肠病[J].时珍国医国药,2016,27(1):160-162.

[4] 纪云西,黄贵华,蒋历,等.脾之"运与化"浅析[J].时珍国医国药,2013,24(2):454,455.

[5] 沈丽果,马佐英,孟静岩,等.浅析《症因脉治》中脾主运化理论[J].天津中医药大学学报,2015,34(2):73-76.

[6] 周丽,贺龙刚.论"脾主运化"的理论内涵及应用价值[J].安徽中医药大学学报,2015,34(3):11-13.

［7］孙广仁.中医基础理论［M］.北京：中国中医药出版社,2019：115,116.

［8］郑红斌,水楠楠,石卉琴.《黄帝内经》胆胃同治的理论探讨［J］.中华中医药杂志, 2018,33(2)：473－476.

［9］张海军,徐海龙,佟伟.胃下垂病因病机的探讨［J］.医药世界,2006,(7)：76,77.

［10］魏贻光."脾主身之肌肉"的含义及证治探讨［J］.福建中医学院学报,1998,8(2)： 37,38,47.

［11］晁俊,刘绍能.脾主升清理论在脾胃病中的应用探讨［J］.中国中医药信息杂志, 2015,22(4)：110,111.

［12］白光.周学文教授治疗脾胃病学术思想浅探［J］.中医药学刊,2005,23(3)： 407－411.

［13］史锁芳.从中医脾胃病的研究谈中医药研究的思路和方向［J］.南京中医药大学学 报(自然科学版),2000,16(5)：260－262.

［14］白兆芝,樊改英.大小肠病机特点探讨［J］.山西中医,1998,14(2)：2－4,56.

［15］修成奎.思与脾相关性的理论研究［D］.哈尔滨：黑龙江中医药大学,2013.

［16］郭霞珍.中医基础理论［M］.上海：上海科学技术出版社,2006：47,48.

［17］周海艳,丁佳媛,刘绍能.多涎症证治探讨［J］.现代中医临床,2018,25(4)：46－ 48,57.

［18］党建科.从脾辨证治滞颐［J］.四川中医,1996,4(11)：46.

［19］李薇,于家军.从肾论治胃下垂［J］.光明中医,2011,26(3)：471,472.

［20］胡建华,李敬华,唐旭东.脾胃升降理论的传承、创新、应用与展望［J］.广州中医药 大学学报,2015,32(1)：171－173,177.

［21］王洪鹏."胃主和降"的理论与临床文献研究［D］.北京：北京中医药大学,2013.

［22］王绍亭.胃病源流与从肺论治［J］.医药前沿,2013,(22)：345,346.

［23］王琦.中医藏象学［M］.北京：人民卫生出版社,1997：799.

［24］鲁兆麟.中医各家学说［M］.北京：中国中医药出版社,2003：86.

第四章 胃下垂的病因病机及辨证论治

第一节 病因病机

中国古代文献中并没有"胃下垂"这一病名,此病名是根据现代检查手段诊断明确后出现的。《灵枢·本藏》中所说的"脾应肉,肉䐃坚大者,胃厚,肉䐃幺者,胃薄。肉䐃小而幺者,胃不坚;肉䐃不称身者胃下,胃下者,下管约不利。肉䐃不坚者,胃缓。"是目前公认最早有关胃下垂的记载。因此,现代中医用"胃缓"指代"胃下垂"。《实用中医内科学》[1](方药中等主编,1985年)一书首次把"胃缓"定为正式病名,并归入脾胃病证类。有医家认为胃缓的含义应指胃腑松弛与胃动延迟,与西医胃轻瘫综合征较吻合,根据杨上善《黄帝内经太素·脏腑应候》在"胃下者,下管约不利"条文下注有"胃下逼于下管,故溲便不利"的描述,认为"胃下"是胃体下降之义,有专家认为应称胃下垂为"胃下"更为妥当。因胃下垂多有脘腹胀满表现,临床表现和古代有"心下痞""痞满""腹胀"等有较多相似处。

一、中医病因

李杲《脾胃论》云:"故夫饮食失节,寒温不适,脾胃乃伤""喜怒忧恐,损耗元气,资助心火,火与元气不两立,火胜则乘其土位,此所以病也""形体劳役则脾病",因此,饮食、七情、劳倦等因素皆能引起本病。李寿山[2]提出胃下垂的形成是由于肉不坚,胃薄而病。验之临床,多见于禀赋瘦弱,胸廓、脘腹狭长之体。究其病因,多由先天禀赋不足,后天失于调养;或由长期饮食不节,劳倦过度,伤其中气,脾虚气陷,升降失调所致。《实用中医消化病学》[3]提出胃下垂的中医病因有素体虚弱、饮食失节、情志不遂、劳倦内伤。《中医胃肠病学》[4]提出胃下垂的中医病因有饮食失节、七情内伤、劳倦过度。综上所述,胃下垂的中医病因可分为以下几点。

(一)禀赋不足

《诸病源候论·宿食不消病》云:"脾胃虚弱,不能传消谷食,使脏腑气痞塞,其状,令人食已则卧,肢体烦重而嗜眠是也。"这和现代部分胃下垂患者食后腹胀乏力,卧则稍安临床表现相似。清代林佩琴认为"夫中气即脾胃冲和之元气也"。可见先天禀赋不足导致的脾胃虚弱,也是本病的一大病因。余国俊[5]认为木形体质属于胃下垂高发体质。

(二)劳倦过度

《灵枢·阴阳二十五人》云:"木形之人,比于上角,似于苍帝,其为人苍色,小头,长面,大肩背,直身,小手足,有才一,好劳心,少力,多忧劳于事。能春夏不能秋冬,感而病生。"《素问·宣明五气》云:"久视伤血,久卧伤气,久坐伤肉,久立伤骨,久行伤筋,是为五劳所伤。"《脾胃论》亦云："形体劳役则脾病。"脾为气血生化之源，脾虚日久，无以运化水谷精微，阻滞中焦，可见食欲不振，机体纳少，无化源，则不能荣养肌肉四肢，即"脾胃虚则怠惰嗜卧，四肢不收"。而"人饮食劳倦即伤脾"，长久反复，脾脏受损加重，继则恶性循环，所以说劳倦过度与脾胃病有密切的关系。

（三）饮食不节

《黄帝内经》中有许多"膜胀""痞""满病"等记载相关。《素问·太阴阳明论》谓："饮食不节，起居不时者，阴受之……入五脏则膜满闭塞。"《素问·痹论》曰："饮食自倍，肠胃乃伤。"另有《素问·本病论》介绍："饮食劳倦即伤脾。"由此认识到饮食和起居不当会引起腹部胀满。《伤寒论》第158条云："谷不化，腹中雷鸣，心下痞硬而满"，指出痞的发生与食滞中阻有关，是由于饮食不善，阻滞胃脘，痞塞不通所致。《脾胃论》也有记载称："故夫饮食失节，寒温不适，脾胃乃伤""夫饮食不节则胃病，胃病则气短，精神少而生大热……胃既病则脾无所禀受……故亦从而病焉。"脾胃是后天之本，五脏六腑皆由其养而发挥正常的生理作用。《脾胃胜衰论》曰："胃中元气盛……脾胃俱旺，则不能食而瘦；或少食而肥，虽肥而四肢不举，盖脾实而邪气盛也……"认为保得胃气便留得生机，人体是一个有机的整体，五脏六腑全赖脾胃充养，而饮食不节是脾胃致病的重要因素，脾胃受损，升降不能，气血生化乏源，以致气血贫乏，则出现中气不足、清阳下陷，甚至出现少气乏力等全身症候。

（四）七情内伤

《类经·疾病类》曰："喜怒思忧恐惊悲畏，其目有八，不止七。然情虽有八，无非出于五脏。"五脏调节情志，心为七情发生的先导和主宰；肝为七情调畅的保障；脾胃为七情调衡的枢纽；肺为情志活动之辅脏；肾为七情发生的根本。《脾胃论》云："喜怒忧恐，耗损元气，资助心火，火与元气不两立，火胜则乘土位，次所以病也。"《景岳全书》指出："怒气暴伤，肝气未平而痞。"朱震亨言："气血冲和，百病不生，一有怫郁，诸病生焉。"长期的忧思、恼怒不解或者情志过于暴躁等，均能影响脾胃，中焦气机不畅，脾胃运化不利，可导致饮食不思、胃脘痞满作胀、腹痛肠鸣不断、大便或干或溏等一系列症状。

二、中医病机

《素问·阴阳应象大论》认为"寒气生浊，热气生清，清气在下，则生飧泄，浊气在上，则生膜胀。此阴阳反作，病之从逆也。"是腹胀的主要病机。《素问·异法方宜论》认为"脏寒生满病"。《素问·至真要大论》云曰："太阳之复，厥气上逆……心胃生寒，胸膈不利，心痛否满……诸湿肿满，皆属于脾。"到了明清时期，对脾胃的认识更加深入，薛己云："脾为消化之器，熏蒸腐熟五谷者也。若饮食自倍，肠胃乃伤，则不能运化其精微，故嗳气、吞酸、胀满、痞闷之症作矣。"叶桂云："脾宜升则健，胃宜降则和""太阴湿土，得阳始运，阳明阳土，得阴自安，以脾喜刚燥，胃喜柔润也。"指出了脾胃的不同特性。

脾喜燥恶湿，胃喜润恶燥，脾主升，胃主降，脾主运化，胃主受纳。脾胃脏腑功能失调即表现在脾胃这一对矛盾的功能紊乱，或为脾湿，或为胃燥，或为脾气下陷，或为胃气上逆，或为脾不运化，或为胃不受纳。既有虚证，也有实证，故气虚可见，气滞亦有。初病在经在气，久病入络在血，故《金匮要略·惊悸吐衄下血胸满瘀血病脉证治》云："腹不满，其人言我满，为有瘀血。"

　　而现代医家对胃下垂的病机也各有见解。《中医胃肠病学》[4]提出胃下垂的病机主要是由于脾胃功能的升降失常。徐景藩[6]认为胃下垂的病机:① 本为脾胃中气虚弱。② 兼有气滞和痰饮的病理因素,久病则气虚,气滞而易生血瘀,以致脾胃升降气机失调,中焦阳气不振,湿浊痰饮易于潴留,血行滞涩,营卫气血生化之源不足。王新陆[7]认为胃下垂的主要病机在于脾胃气机升降乖戾,浊踞清位。黄均毅[8]等认为胃下垂的病机主要包括脾、胃、大小肠功能失常所导致的气机阻滞、气机升降失调、湿气困阻、痰饮内阻、瘀血内阻、寒热失调、阴阳失衡、虚实转变等,并详细叙述了各病机的发生发展及变化规律。王明亮[9]对胃下垂分早、中、晚三期,认为胃下垂早期脾虚与胃浊壅滞相互并见。封万富[10]认为,胃下垂应属中医的痰饮证。此证因为中焦升清与降浊功能失调,不能升清则碍于中而生䐜胀,不能降浊则邪气留于中,成痰成饮,因而诸证丛生。张国英等[11]利用X线钡餐造影对脾虚证的诊断进行了更进一步的系统研究,发现脾虚证患者的X线钡餐造影发现除具有胃炎的一般表现外,还具有胃张力差、位置低及蠕动弱的特征。他认为胃张力差、位置低是脾虚证的一个主要影像学表现,认为脾虚是胃下垂的主要发病机制。曲雪琴等[12]认为不健康的饮食习惯是胃下垂的主要病因,同时外感、误治及饮食因素导致的脾升清、胃降浊功能失常是胃下垂发生的重要病机。祝海锐[13]等认为胃下垂成因分为先天及后天因素,先天因素包括禀赋薄弱、素体亏虚;后天因素包括饮食失调、久病或产育过多、七情失和等。其病机为气机升降失常,或为脾虚不能升举;或为胃内浊邪害清,胃气失于通降;或为肝失舒畅调达,气机郁滞;或为肾失温煦濡养,运化失常;或为肺之宣发肃降失常;或可因血瘀、湿阻、湿热、食积等,病久不愈,伤阳损阴。《胃下垂诊疗指南》[14]指出胃下垂主要因为饮食不节、过度劳倦、情志所伤和禀赋不足等原因导致身体羸瘦而成。病位主要在脾、胃。其病证表现以虚证为多,或虚实夹杂。其病为本虚标实,在本为脾胃虚弱、中气下陷;在标为食滞、饮停、气滞和血瘀。

　　由上可知,引起脾胃虚弱的原因有先天禀赋不足、劳倦过度、饮食失节、内伤七情等,伤其脾胃,以致脾胃虚弱、中气下陷,升降失常,胃肠功能失调,纳食减少,味不能归于形,更使形体消瘦,肌肉不坚,而形成胃下垂。本病以中气下陷或脏腑虚损为本,气滞、饮停、食滞、血瘀为标。多呈虚实夹杂,正虚邪实或本虚标实之象。

三、病位

　　《素问·至真要大论》云:"太阳之复,厥气上逆……心胃生寒,胸膈不利,心痛痞……诸湿肿满,皆属于脾。"《丹溪心法·痞》中认为:"痞者,与否同,不通泰也,由阴伏阳蓄,气与血不运而成。处心下,位中央,满痞塞者,皆土之病也,与胀满有轻重之分。"《难经·五十六难》曰:"脾之积,名曰痞气,在胃脘,覆大如盘""肝病传脾,脾当传肾,肾以冬适王,王者不受邪,脾复欲还肝,肝不肯受,故留结为积。故知痞气以冬壬癸日得之。"《景岳全书》指出:"怒气暴伤,肝气未平而痞。"《临证指南医案·脾胃病》云:"纳食至胃,运化至脾,脾宜升则建,胃宜降为和,升降之枢机全赖肝气的疏泄,肾气的温煦和濡养。"清代唐容川《血证论》云:"盖肝木之气,主于疏泄脾土,而少阳春生之气,又寄在胃中,以升清降浊,为荣卫之转枢。"因此,可以认为胃下垂的病位在胃,与脾、肝、肾相关。

　　徐景藩[6]认为胃下垂与脾(胃)、肝(胆)、肾相关。王新陆[7]在胃下垂的辨治中,不惟注重调治脾胃,还据证权变肺肝肾的证机影响。张海军[15]等认为,胃下垂病位在胃,其病机多为胃的通降功能失常,且每多因胃实而致病。胃主降浊功能失常,包括小肠"受盛"时间过长,大肠传导功能缓慢而发生胃下垂。胡珂[16]认为,本病病位不外肝、脾两脏,病机重心在脾虚气陷,肝郁不疏,肝胃不和。

四、病理因素

朱震亨认为病与郁有关,他指出:"气血冲和,万病不生,一有拂郁,诸病生焉。故人身诸病,多生于郁。"其弟子戴元礼《丹溪医集》中进一步补充了朱震亨的思想:"郁者,结聚而不得发也,当升者不得升,当降者不得降,当变化者不得变化也,此为传化失常,六郁之病见矣。"《丹溪心法·痞》云:"……痞则内觉闷,而外无胀急之形者,是痞也。有中气虚弱,不能运化精微为痞者;有饮食痰积,不能化为痞者;有湿热太甚为痞者。"《类证治裁》云:"噎膈痞塞,乃痰与气搏,不得宣通。"叶桂在《临证指南医案》中说:"气不展舒,阻痹脘中""气闭久则气结"。李杲谓"杂病痞者,亦从血中来",强调血瘀致痞。何梦瑶云:"痞者,……或血瘀不行皆能致之。"

徐景藩[6]认为胃下垂的病机以脾胃中气虚弱为基础,而气滞、水湿、痰饮、血瘀是不可避免的病理因素,另外,肝郁影响脾胃升降,可加重气滞血瘀,肾虚水湿痰饮易生,各种因素相互夹杂,终致胃下垂。周仲瑛[17]认为胃下垂的病机多有脾胃中气虚弱的一面,但临床上多数是在脾胃气虚的基础上还兼有气滞、痰饮、瘀血等病理因素。于己百[18]认为胃下垂属本虚标实之证,其本在于中气不足、升降无力,其标在于气机阻滞、湿滞、痰饮。《中医胃肠病学》[4]提出胃下垂的病理因素表现为食滞、饮停、气滞和血瘀。

综上所述,胃下垂的病理因素可概括为气滞、饮停、食滞、瘀血。

第二节 治则治法

一、历史沿革

(一)健脾益气

《证治汇补》云:"大抵心下痞闷,必是脾胃受亏,浊气挟痰,不能运化,初宜舒郁化痰降火,久之固中气。"说明脾胃虚弱是胃下垂产生的重要原因。因此,健脾益气在胃下垂的治疗中显得尤为重要。清代医家林佩琴《类证治裁》认为,脾虚则食后反饱,异功散去甘草,加砂仁、谷芽。脾下陷则升其清阳,举元煎。此外,《伤寒论》中的人参汤、《太平惠民和剂局方》中的参苓白术散都是健脾益气的处方。《景岳全书》也明确指出:"若食滞既消,脾气受伤。不能运化而虚痞者,当专扶脾气,微者异功散、养中煎,甚者五福饮、圣术煎。"李杲认为:"脾胃不足之源,乃阳气不足,阴气有余。当从元气不足升降浮沉法,随证用药治之。盖脾胃不足,不同余脏,无定体故也。其治肝、心、肺、肾,有余不足,或补或泻,惟益脾胃之药为切。"治疗上重视脾气的升发,在组方用药时用升发药与降沉药相伍,具有相反相成的反佐功效。用药方面,偏重于升阳补气为主,认为"脾胃不足之证,须少用升麻,乃足阳明、太阳引经之药也,使行阳道,自脾胃中右迁,少阳行春令,生万化之根蒂也。更少加柴胡,使诸经右迁,生发阳明之气,以滋春之和气也。"李杲的补中益气汤则是治疗本病的代表方剂。本病若病程日久,势必伤肾,常会转为脾肾两虚;或肾阳素亏,不能生土,久致脾阳更虚,中焦虚寒,胃失温养。故治疗可在补脾益气的基础上加上补肾药,如用桂附地黄丸可以提高疗效。

（二）宣畅气机

《临证指南医案》云:"上焦不行,则下脘不通。"这说明脾不升清,胃不降浊,则气机不畅,壅塞不行,故宣畅气机是治疗本病的又一重要方法。气机通畅,脾胃升降功能恢复正常,则痞满消除,下垂之胃回升。《临证指南医案·肿胀》中记载了一例病案:"秦,两年初秋发疡。脉络气血不为流行。而腹满重坠,卧则颇安。脐左动气。卧则尤甚。吐冷沫。常觉冷气,身麻语塞。""腹满重坠,卧则颇安"是胃下垂典型临床表现,在治疗上叶桂根据"丹溪谓上升之气,自肝而出""肝风日炽,疏泄失职,经以肝病吐涎沫,木侮土位,自多胀。月一溪云,自觉冷者非真冷也。"治疗上"宣通肝胃"。用"云茯苓(三钱)、三角胡麻(捣碎滚水洗十次三钱)、浓橘红(一钱)、嫩钩藤(一钱)、熟半夏(炒黄一钱半)、白旋覆花(一钱)、滤清、服一杯、四帖。又接服大半夏汤。"

孙思邈在《千金翼方·木部中品》中认为枳实"消胀满,心下急,痞痛逆气,安胃气,止溏泻。"这为现代大剂量使用枳实治疗胃下垂以腹胀、便溏表现为主提供了依据。朱肱《类证活人书》所说:"审知是痞,先用桔梗枳壳汤尤妙。缘桔梗枳壳行气下隔,先用之无不验也。"气机通畅,脾胃升降功能恢复正常,则痞满即消。

（三）消补兼施

《景岳全书》云:"凡有邪有滞而痞者,实痞也;无邪无滞而痞者,虚痞也。有胀有痛而满者,实满也;无胀无痛而满者,虚满也。实痞实满者,可散可消,虚痞虚满者,非大加温补不可。"如《千金方·脾脏方》之槟榔散,《普济本事方》之枳壳散,《太平惠民和剂局方》之和胃丸,都是调理脾胃的消补兼施的处方。明代医家王纶在《明医杂著·枳术丸》谈及:"洁古制枳术之丸,东垣发脾胃之论,使人常以调理脾胃为主,后人称为医中王道,厥有旨哉!近世论治脾胃者,不分阴阳气血,而率皆理胃所用之药,又皆辛温燥热助火消阴之剂,遂致胃火益旺,脾阴愈伤,清纯中和之气,变为燥热,胃脘干枯,大肠燥结,脾脏渐绝,而死期迫矣。殊不知脾胃属土属湿,位居长夏,故湿热之病十居八九,况土旺四季,寒热温凉各随其时,岂可偏用辛热之剂哉!今举枳术丸方……此法一补一消,取饮食缓化,不令有伤。东垣加陈皮一两,名枳术橘丸,治老幼元气衰弱,饮食少进,久服令人多食而不伤。"这为现代用枳术丸治疗胃下垂奠定了基础。薛己在枳术丸条下注解:"脾为消化之器,熏蒸腐熟五谷者也。若饮食自倍,肠胃乃伤,则不能运化其精微,故嗳气、吞酸、胀满、痞闷之症作矣。故用此丸消之,实非专主补养。若脾胃虚弱者,宜用四君子汤;脾胃虚寒者,宜用四君子加炮姜;命门久衰者,用八味九。"薛己后列举医案:"太仆杨举元,先为饮食停滞,小腹重坠,用六君子加升麻、柴胡渐愈,后饮食难化,大便不实,里急后重,数至圊而不得,用升阳除湿防风汤而瘥,后心腹作痛,饮食不甘,用和中丸倍加益智仁而寻愈。"饮食停滞、小腹重坠是胃下垂的一特征性表现。

（四）消导和中

消导和中法强调胃主通降的重要性。临床部分患者常可见纳差不饥、脘腹坠胀、隐痛、食后益甚,局部痞满或疼痛拒按、大便涩滞或秘结。胃下垂因饮食停滞而引起者治宜消导和中。正如《素问·阴阳应象大论》所说:"中满者,泻之于内。"《景岳全书》中的大和中饮、和胃饮,《丹溪心法》中的保和丸,《太平惠民和剂局方》中的木香槟榔丸均是消导和中法的具体运用。

（五）温阳化饮

《金匮要略·痰饮咳嗽病脉证并治》云:"其人素盛今瘦,水走肠间,沥沥有声,谓之痰饮。"从张机的原文描述来看,痰饮病的临床表现不仅有心下胀满、痞塞的感觉,而且还有胃有振水音、形体消瘦等症状,符合胃下垂的临床实际。《金匮要略·痰饮咳嗽病脉证并治》云:"心下有痰饮,胸胁支满,目眩,苓桂术甘汤主之。"《金匮要略·水气病脉证并治》有:"心下坚,大如盘,边如旋盘,水饮所作,枳术汤主之。"苓桂术甘汤、枳术汤是现代治疗胃下垂的常用方剂。

（六）清热化湿

脾主升清,喜燥恶湿,胃主和降,喜润恶燥。脾不升清,胃不降浊,湿浊内蕴,阻滞气机,酿生湿热痰浊是导致痞满的病机之一。因此,清热化湿祛痰是治疗胃下垂以痞满为主症者的重要方法。

《灵枢》云:"胃下者,下管约不利。"什么是"下管"?近代解剖学证实,古人所称的"下管",就是胃膈韧带和胃肝韧带。胃下垂的发生,就是由于这两条韧带松弛下垂,无力撑托胃体所致。韧带属筋,《素问·生气通天论》云:"因于湿,首如裹,湿热不攘,大筋软短,小筋弛长,软短为拘,弛长为痿。"湿热蕴结,使胃之筋系弛长而致下垂。因此,医家认为湿热中阻是胃下垂发病的重要条件,清热化湿法是胃下垂的重要治法。

《景岳全书》云:"湿胜气滞而痞者,宜平胃散,或《良方》厚朴汤,或五苓散。"《证治汇补》中也有"瘦人心下痞,乃郁热也,宜枳实、黄连以导之,葛根、升麻以发之"的记载。故临床采用清热化湿、健脾和胃法治疗,部分患者取得良好效果。

（七）辛开苦降

寒热错杂是部分胃下垂痞满的主要病机,根据"辛以散之,苦以泄之"的理论,可用辛开苦降之法治疗。《丹溪心法》阴云:"古方治痞用黄连、黄芩、枳实之苦以泄之,厚朴、生姜、半夏之辛以散之,人参、白术之甘苦以补之。茯苓、泽泻之淡以渗之,既痞同湿治,惟宜上下分消其气,如果有内实之证,庶可略与疏导。"《伤寒论》第149条:"若心下满而硬痛者,此为结胸也,大陷胸汤主之,但满而不痛者,此为痞,柴胡不中与之,宜半夏泻心汤。"《金匮要略·呕吐秽下利病脉证治》曰:"呕而肠鸣,心下痞者,半夏泻心汤主之。"半夏泻心汤辛开苦降,为治痞之常用方。

（八）活血化瘀

李杲认为:"脾无积血,则心下不痞。"因瘀血结成窠囊,而心下痞者,用桃仁、红花、香附、大黄等分为末,酒调服,利之,或犀角地黄汤;血虚挟火,遇劳则发,心下不快者,四物二陈汤加桔梗、瓜蒌降之。气血俱虚者,枳实消痞丸。

（九）调五脏治脾胃

张介宾认为五行的运行有不可分割的关系,即"五行之中,复有五行"。生理方面,"五脏五气,无不相涉,故五脏中皆有神气,皆有肺气,皆有脾气,皆有肝气,皆有肾气";病理方面,也"五脏相移,精气相错。"在这基础上,他精辟地论述了脾胃与五脏之间的关系,出"脾为土脏,灌溉四旁,是以五脏中皆有脾气,而脾胃中亦有五脏之气",它们之间"互为相使",似可分而不可分。他提出"善治脾者,能调五脏,即所以治脾胃也,能治脾胃,使食进胃强,即所以安脏也"的观点。他还详细论述了"调五脏以治脾胃"的具体方法,即"肝邪之犯脾者,肝脾俱实,单平肝气可也;肝强脾弱,合肝而救脾可也;心邪之犯脾者,心火炽盛,清火可也;心气不足,补火生脾可也;肺邪之犯脾者,肺气窒塞,则泄肺以苏脾之滞,肺气不足,当补肺以防脾之虚;肾邪之犯脾者,脾虚则肾能反克,救脾为主,肾虚则启闭元权,壮肾为先。"

（十）滋养胃阴

清代叶桂认为脾胃虽同属中土,两者不能混为一谈。他说:"脾宜升则健,胃宜降则和""太阴湿土,得阳始运,阳明阳土,得阴自安,以脾喜刚燥,胃喜柔润也。"指出了脾胃的不同特性、功能及治疗,认为治脾可宗李杲甘温升发,治胃则宜凉通降。叶桂治胃所用的通降法,既非一般的辛开苦降,也不是苦寒下夺,而是用"甘平或甘凉濡润以养胃阴",待"津液来复使之通降"。由于甘凉育养胃阴的方法,适用于"脾阳不亏,胃有炽火"的病症,故他临证凡遇实质木火之体,患燥热之症,或病后热伤肺胃津液,而致虚痞不合,舌赤咽干,烦渴不寐,肌肤烦热,便不通爽,都从胃阴虚乏论治,以沙参、麦冬、扁豆、玉竹、甘草等甘平、甘凉之品濡润胃津,通降胃腑。其所制养胃生津的益胃汤等方,被历代医家广泛应用,经久而不衰。

二、辨证论治

中华中医药学会 2008 年颁布的《胃下垂诊疗指南》[19],将胃下垂分为 5 型进行辨证论治,包括脾虚气陷证、脾虚饮停证、胃阴不足证、肝胃不和证、胃络瘀阻证。《实用中医消化病学》[3]中将胃下垂分为脾虚气陷、脾胃虚寒、肝郁脾虚、胃肠停饮、胃阴不足、瘀血阻络 6 个证型。《中医消化病诊疗指南》[20]中将胃下垂分为中气下陷证、肝胃不和证、胃阴不足证、脾肾阳虚证、痰饮停胃证、瘀阻胃络证。综上所述,比较公认的证型为脾虚气陷证、肝胃不和证、胃阴不足证、脾肾阳虚证、脾虚饮停证、胃络瘀阻证。2015 年由中华中医药学会组织成立胃下垂指南修订工作组通过对 615 篇文献进行筛选,出现频次 5 次及以上的证型合计为 14 种,对其分布情况进行了分析,胃下垂常见证型依次为脾虚气陷证、肝郁脾虚证、胃阴亏虚证、脾胃虚寒证、脾肾阳虚证、肝胃不和证、脾虚气滞证、脾胃湿热证、胃络瘀阻证、脾胃不满证、脾虚饮停证。工作组通过检索多个数据库,筛选出符合纳入标准的文献,并进行文献质量评价及证据分级,根据证据级别达成专家组共识,并提出推荐意见,最终制定出《消化系统常见病胃下垂中医诊疗指南（基层医生版）》。此指南将胃下垂分为脾虚气陷证、胃阴不足证、脾肾阳虚证、脾虚饮停证。根据不同分型,分别予以健脾益气、升阳举陷,补中益气汤加减;滋阴润燥、养阴益胃,益胃汤加减;温阳散寒、补益脾肾,附子理中汤或补中益气汤合附子理中汤加减;健脾和胃,温化痰饮,小半夏汤合苓桂术甘汤加减。

（一）证候分型

1. 脾虚气陷证

【主症】脘腹重坠作胀;食后、站立或劳累后加重;不思饮食。

【次症】面色萎黄;精神倦怠;舌淡,有齿痕,苔薄白;脉细或濡。

2. 胃阴不足证

【主症】脘腹痞满,隐隐作坠疼痛;舌质红或有裂纹,少津少苔;不欲食;口干咽燥。

【次症】纳呆消瘦;口渴喜饮;大便干;脉细或细数。

3. 脾肾阳虚证

【主症】脘腹坠胀冷痛,喜温喜按;遇冷或劳累后加重;畏寒肢冷;得食痛减,食后腹胀。

【次症】倦怠乏力;食欲不振;大便溏薄,或完谷不化;腰膝冷痛;舌淡,边有齿痕,苔薄白;脉沉细或迟。

4. 脾虚饮停证

【主症】脘腹坠胀不舒;胃内振水声或水在肠间辘辘有声;呕吐清水痰涎。

【次症】头晕目眩;心悸气短;舌淡胖有齿痕,苔白滑;脉弦滑或弦细。

注意:此证候确定以主症 2 项(第一项必备)加次症 2 项为准。

(二)分型治疗

1. 脾虚气陷证

【病机】脾胃虚弱,中气下陷。

【治法】健脾益气,升阳举陷。

【推荐方药】补中益气汤(《内外伤辨惑论》)加减。

【组成】黄芪、炙甘草、人参、当归、橘皮、升麻、柴胡、白术等。

【评述】柯韵伯曰:"凡脾胃一虚,肺气先绝,故用黄芪护皮毛而开腠理,不令自汗;元气不足,懒言气喘,人参以补之;炙甘草之甘以泻心火而除烦,补脾胃而生气。此三味,除烦热之圣药也。佐白术以健脾;当归以和血;气乱于胸,清浊相干,用陈皮以理之,且以散诸甘药之滞;胃中清气下沉,用升麻、柴胡气之轻而味之薄者,引胃气以上腾,复其本位,便能升浮以行长生之令矣。补中之剂,得发表之品而中自安;益气之剂,赖清气之品而气益倍,此用药有相须之妙也。"(罗美《古今名医方论》卷 1 引)。

【推荐中成药】补中益气丸(合剂、颗粒)。口服。小蜜丸一次 9 g,大蜜丸一次 1 丸(9 g),水丸一次 6 g,一日 2~3 次。合剂,一次 10~15 mL,一日 3 次。颗粒,每袋装 3 g,一次 1 袋,一日 2~3 次。

2. 胃阴不足证

【病机】胃阴亏虚,胃失濡养,和降失常。

【治法】滋阴润燥,养阴益胃。

【推荐方药】益胃汤(《温病条辨》)加减。

【组成】北沙参、麦冬、生地黄、玉竹等。

【评述】张秉成:"夫伤寒传入阳明,首虑亡津液,而况温病传入阳明,更加汗、下后者乎?故虽邪解,胃中之津液枯槁已甚,若不急复其阴,恐将来液亏燥起,干咳、身热等证有自来矣。阳明主津液,胃者五脏六腑之海。凡人之常气,皆禀于胃,胃中津液一枯,则脏腑皆失其润泽。故以一派甘寒润泽之品,使之饮入胃中,以复其阴,自然输精于脾,脾气散精,上输于肺,通调水道,下输膀胱,五经并行,津自生而形自复耳。"(《成方便读》卷 3)方中重用生地黄、麦冬,味甘性寒,功能是养阴清热,生津润燥,属于甘凉益胃的上品,共为君药。配伍北沙参、玉竹为臣药,养阴生津,以加强生地黄、麦冬益胃养阴的作用。冰糖濡养肺胃,调和诸药,为使药。全方药简力专,共奏养阴益胃功效。

【推荐中成药】①阴虚胃痛颗粒,开水冲服,一次1袋,每袋装10g,一日3次;②胃乐宁片,口服,一次4片,每片0.13g,一日3次;③养胃舒胶囊,口服,一次3粒,每粒装0.4g,一日2次;④养胃舒颗粒,一次1~2袋,每袋装10g,一日2次。

3. 脾肾阳虚证

【病机】脾肾阳虚,胃失温养。

【治法】温阳散寒,补益脾肾。

【推荐方药】

(1)附子理中汤(《三因极一病证方论》)加减。

【组成】炮附子^{先煎}、人参、干姜、白术、炙甘草等。

【评述】蔡陆仙认为"理中者,调理中土也,较建中轻而用广。凡太阴自利不渴,寒多而呕,腹痛便溏,脉沉无力,或厥冷拘急,或续吐蛔,及感寒霍乱者,均可治之。方中以炮附子、干姜为主,为暖脾肾之要药,佐白术健胃去停饮,人参补中气,甘草以缓急迫,合而用之,为慢性胃肠病之泛恶吐酸肠鸣便溏之专剂。"(《中国医药汇海·方剂部》)

(2)补中益气汤合附子理中汤加减。

【组成】黄芪、人参、当归、橘皮、升麻、柴胡、白术、干姜、炮附子^{先煎}、甘草等。

【评述】李杲曰:"内伤脾胃,乃伤其气,外感风寒,乃伤其形,伤其外为有余,有余者泻之;伤其内为不足,不足者补之。"(《脾胃论·饮食劳倦所伤始为热中论》)遵《黄帝内经》"劳者温之""损者益之"之旨,以补中益气汤辛甘温之剂与附子理中汤温中之剂相合。方中重用黄芪补中益气,升清阳,益脾气,为君药,臣以人参、白术、甘草补气健脾,橘皮理气和胃,当归养血和营,佐以炮附子、干姜温脾暖肾,柴胡引少阳清气上行,升麻引阳明清气上行,使下陷之清阳上升而恢复其本位,又引黄芪、人参、甘草甘温之气上升,补气而固其本位。

【推荐中成药】附子理中丸,口服,水蜜丸一次6g,小蜜丸一次9g,大蜜丸一次1丸,一日2~3次。小蜜丸每100丸重20g,大蜜丸每丸重9g。

4. 脾虚饮停证

【病机】脾胃虚弱,痰饮停胃。

【治法】健脾和胃,温化痰饮。

【推荐方药】小半夏汤合苓桂术甘汤加减。

【组成】茯苓、桂枝、白术、姜半夏、生姜、炙甘草等。

【评述】赵良认为《灵枢》谓心胞络之脉动则病胸胁支满者,谓痰饮积于心胞,其病则必苦是也。目眩者,痰饮阻其胸中之阳,不能布精于上也。茯苓淡渗,遂饮出下窍,因利而去,故以为君。桂枝通阳输水走皮毛,从汗而解,故以为臣。白术燥湿,佐茯苓消痰以除支满。甘草补中,佐桂枝建土以制水邪也。"(《医宗金鉴·删补名医方论》卷5引)

5. 兼证加药(选2种药物)

(1)食滞证:麦芽、谷芽、神曲、莱菔子、鸡内金、焦山楂。

(2)湿热证:薏苡仁、白扁豆、茵陈、佩兰、豆蔻、黄连。

(3)肝郁证:柴胡、香附、郁金、玫瑰花、绿萼梅、佛手。

(4)血瘀证:莪术、丹参、桃仁、赤芍、蒲黄、五灵脂。

6. 兼症加药(选2种药物)

(1) 反酸、吞酸、胃灼热、嘈杂：海螵蛸、煅龙骨、煅牡蛎、珍珠母、煅瓦楞子、黄连、吴茱萸。

(2) 恶心、呕吐：旋覆花[包煎]、制半夏、竹茹、砂仁、紫苏梗、枇杷叶、生姜、陈皮。

(3) 失眠、多梦：夜交藤、酸枣仁、琥珀、茯神、龙齿、珍珠母、合欢皮；吴茱萸粉适量(外敷涌泉)。

(4) 便秘：火麻仁、桃仁、冬瓜仁、瓜蒌、杏仁、肉苁蓉、莱菔子、生枇杷叶、生白术。

(5) 泄泻、便溏：仙鹤草、炒山药、石榴皮(壳)、煨诃子、芡实、莲子、茯苓。

三、文献研究

秦希恩[21]等认为胃下垂多由中气下陷，运化升举无力，中焦升降失调，气机阻滞，湿邪内停所致，药用调中益气汤(《脾胃论》)。秦希恩以此方加减，内外并施治疗胃下垂300例，据报道，总有效率达到99.3%。方中黄芪、人参、柴胡、升麻、甘草具有补中益气、升阳举陷之功；木香、橘皮具有行气温中降逆之功；重用苍术燥湿健脾。配合中药药渣外敷加按摩胃脘部，增加诸穴位之刺激，使药力直达病所，更好地发挥其治疗作用。

朱建祥[22]认为临床上的胃下垂患者，大多是病程已久，虚实夹杂，寒热互见，使用补中益气汤的疗效并不满意，且久服有助火升阳之弊，于是自拟升胃汤(太子参、麦芽各15 g，黄芪、山药、桔梗、枳壳、麦冬、白芍、柴胡、茯苓各10 g)。治疗胃下垂患者78例，并选补中益气汤作对照组，两组均同时停服所有西药。据报道，结果表明治疗组总有效率达到91%，而对照组总有效率则为79.5%，两组疗效比较其差异有统计学意义(P<0.05)。且对照组中有15例患者出现不同程度的口腔溃疡和口疮，3例患者出现失眠，2例患者出现鼻衄，而治疗组未出现任何副作用。

景忠良[23]将胃下垂分为饮食停滞型、中气下陷型、胃阴不足型三个证型，分别予保和丸、补中益气汤、麦门冬汤加减。结果：显效58例，有效86例，无效6例，总有效率为96%。

康存战[24]利用半夏泻心汤对比补中益气丸治疗胃下垂，其中治疗组74例，3年后复查复发8例，复发率仅为10.81%；对照组62例，3年后复查复发率为24.90%。

李健民[25]升胃复位汤(党参、黄芪、升麻、枳壳、白术、茯苓、陈皮、柴胡、槟榔、大黄、莪术、甘草)加减，治疗胃下垂患者80例，30天为1个疗程，连服2个疗程。结果：痊愈55例，显效15例，有效8例，无效2例，有效率为97.5%。

隋海涛[26]用益气升阳汤治疗胃下垂98例，治愈78例(79.6%)，有效12例(12.2%)，无效8例(8.2%)。以黄芪补益中气、升阳举陷为主；党参、白术、黄精、仙鹤草助黄芪补益中气；升麻、柴胡助黄芪升阳举陷；枳壳、乌药理气降浊，浊气下降，则清气易升；陈曲、麦芽健胃消食；补骨脂温补肾阳，以助脾之阳气强健。

黄恒青[27]运用补中升陷汤治疗脾虚气陷型胃下垂30例，与对照组养胃颗粒相对比，显示治疗组有效率为86.67%，对照组有效率为70.46%。其重用黄芪补气升陷为君药；党参、白术健脾益气，当归补养营血，血为气宅，使脾胃之气有所依附，为臣药；升麻与柴胡相须而用，升麻归阳明胃经，柴胡归少阳肝经，两药辛偏寒，味轻薄，相须配对，引胃气以上腾，使清气升于阳道，起升阳举陷之功。

彭勇[28]等治疗胃下垂运用升阳益胃汤(黄芪、半夏、人参、炙甘草、独活、防风、白芍、羌活、橘皮、茯苓、柴胡、泽泻、白术、黄连)加减口服。据中医证型予主方进行加减使用:①脾虚下陷型,原方去防风、独活,加升麻、当归。②肝郁脾虚型,原方去羌活、独活,加枳实、香附。③脾肾两虚型,原方去羌活、独活,加怀山药、熟地黄、山萸肉、干姜等。④胃阴不足型,原方去防风、柴胡、半夏,加生地黄、沙参、麦冬、玉竹,对照组口服多潘立酮片,治疗3个月后,治疗组有效率为93.3%,对照组为70.0%,差异有统计学意义($P<0.05$)。

参 考 文 献

[1] 方药中.实用中医内科学[M].上海:上海科学技术出版社,1986.

[2] 迟伟,王涛,黄友娟.李寿山治疗胃下垂(胃缓)经验[J].光明中医,2013,28(4):665,666.

[3] 李乾构.实用中医消化病学[M].北京:人民卫生出版社,2001:224-327.

[4] 李乾构.中医胃肠病学[M].北京:中国医药科技出版社,1993:476-481.

[5] 余国俊.中医师承实录[M].北京:中国中医药出版社,2013:52-56.

[6] 刘子丹,郭尧嘉.国医大师徐景藩诊治胃下垂的经验撷萃[J].中华中医药杂志,2014,29(2):461-463.

[7] 王中琳.王新陆运用升降法治疗胃下垂的经验[J].中医药信息,2010,27(5):43,44.

[8] 黄均毅.胃下垂的中医病因病机及证治的理论研究[D].北京:北京中医药大学,2009.

[9] 王明亮,郝惠莉.分期辨治胃下垂体会[J].浙江中医杂志,2006,41(1):27.

[10] 金布和.封万富用疏肝法治疗胃下垂[J].内蒙古中医药,2000,(3):1.

[11] 张国英,高希春,黄玉燕,等.胃肠道钡餐造影在脾虚证中的诊断价值[J].中医临床研究,2011,3(20):117,118.

[12] 曲雪琴.胃下垂的中医病因病机及证治的理论研究[J].中国医药指南,2015,13(9):203.

[13] 祝海锐,吕冠华.胃下垂之脏腑病机论治[J].亚太传统医药,2016,12(24):64-66.

[14] 唐志鹏.胃下垂诊疗指南[J].中国中医药现代远程教育,2011,9(10):125,126.

[15] 张海军,徐海龙,佟伟.胃下垂病因病机的探讨[J].医药世界,2006,(7):76,77.

[16] 胡珂.升脾疏肝法治疗胃下垂的体会[J].江西中医药,2002,33(6):52,53.

[17] 赵惠.周仲瑛温中化饮治胃下验案一则[J].中国医药,2014,9(6):889.

[18] 张士卿,邓沂,于善哉.于己百[M].北京:中国中医药出版社,2013:26.

[19] 唐志鹏.胃下垂诊疗指南[J].中国中医药现代远程教育,2011,9(10):125,126.

[20] 李乾构,周学文,单兆伟.中医消化病诊疗指南[M].北京:中国中医药出版社,2006:52-55.

[21] 秦希恩,贾玉红.调中益气汤治疗胃下垂300例[J].新中医,2000,(3):47,48.

[22] 朱建祥.升胃汤治疗胃下垂78例疗效观察——附补中益气汤治疗78例对照[J].浙江中医杂志,2004,(4):18.

[23] 景忠良,翟瑞.辨证治疗胃下垂150例疗效观察[J].实用中医内科杂志,2009,23(11):59.

[24] 康存战,高社干,张红杰,等.半夏泻心汤治疗胃下垂82例[J].中医研究,2004,17(5):32-34.

[25] 李健民.升胃复位汤治疗胃下垂80例[J].河南中医,2009,29(5):487.

[26] 隋海涛,王林昌,刘广金.益气升阳汤治疗胃下垂98例疗效观察[J].亚太传统医药,2011,7(4):44.

[27] 杨淞龙.补中升陷汤加减治疗脾虚气陷型胃下垂的临床疗效观察[D].福州:福建中医药大学,2014.

[28] 彭勇.升阳益胃汤加减治疗胃下垂的临床疗效观察[J].中国中西医结合消化杂志,2014,22(5):284,285.

第五章 胃下垂常用中药和中成药

第一节 中药的应用

2015 年由中华中医药学会组织成立胃下垂指南修订工作组通过对 615 篇文献进行筛选,对文献中出现频次在 10 次及以上的中药使用情况进行统计。统计结果:柴胡 126 次,白术 122 次,党参 116 次,陈皮 115 次,黄芪 108 次,升麻 105 次,茯苓 96 次,甘草 81 次,枳实 83 次,枳壳 81 次,当归 65 次,砂仁 61 次,白芍 58 次,大枣 50 次,半夏 47 次,木香 43 次,干姜 40 次,桂枝 39 次,厚朴 36 次,山药 34 次,鸡内金 34 次,生姜 32 次,苍术 32 次,白术 28 次,麦冬 25 次,香附 24 次,大黄 24 次,槟榔 24 次,黄芪 23 次,麦芽 21 次,佛手 21 次,黄芩 20 次,太子参 19 次,黄连 19 次,郁金 18 次,旋覆花 18 次,莪术 18 次,肉桂 17 次,神曲 16 次,沙参 16 次,人参 16 次,桔梗 16 次,葛根 16 次,石斛 14 次,川芎 14 次,丹参 13 次,山楂 13 次,泽泻 12 次,红花 12 次,薏苡仁 11 次,桃仁 11 次,莱菔子 11 次,五味子 10 次,山茱萸 10 次。

一、补益类

1. 白术

【性味归经】苦、甘,温。归脾、胃经。

【功效】健脾益气,燥湿利水,止汗,安胎。

【主治】脾虚食少,腹胀泄泻,痰饮眩悸,水肿,自汗,胎动不安。

【药理作用】白术对肠管活动有双向调节作用,当肠管兴奋时呈抑制作用,而肠管抑制时呈兴奋作用。有防治实验性胃溃疡的作用;有强壮作用,能促进小鼠体重增加;能明显促进小肠蛋白质的合成;能促进细胞免疫功能;有一定提升白细胞作用;还能保肝、利胆、利尿、降血糖、抗血凝、抗菌、抗肿瘤。另外,白术挥发油有镇静作用。

【用法用量】煎服,6~12 g。炒用可增强补气健脾止泻作用。

2. 党参

【性味归经】甘,平。归脾、肺经。

【功效】健脾益肺,养血生津。

【主治】脾肺气虚,食少倦怠,咳嗽虚喘,气血不足,面色萎黄,心悸气短,津伤口渴,内热消渴。

【药理作用】党参能调节胃肠运动、抗溃疡、增强免疫功能,对兴奋和抑制两种神经过程都有影响;党参皂苷还能兴奋呼吸中枢;对动物有短暂的降压作用,但又能使晚期失血性休克家兔的血压回升,能显著升高兔血糖,其升血糖作用与所含糖分有关;能升高动物红细胞、血红蛋白、网织红细胞;还有延缓衰老、抗缺氧、抗辐射等作用。

【用法用量】煎服,9~30 g。

注意:不宜与藜芦同用。

3. 太子参

【性味归经】甘、微苦,平。归脾、肺经。

【功效】益气健脾,生津润肺。

【主治】脾虚体倦,食欲不振,病后虚弱,气阴不足,自汗口渴,肺燥干咳。

【药理作用】太子参有免疫促进作用,其总提取物能明显对抗环磷酰胺所致的胸腺、脾脏的重量减轻,并增加胸腺 RNA、DNA 和脾脏 DNA 含量,对环磷酰胺所致的 T、B 细胞转化功能低下而白细胞吞噬功能降低及迟发型超敏反应减弱均有明显对抗作用,并能增加外周血白细胞数,对大鼠细胞免疫功能低下有显著的提高作用。其水煎醇沉剂对淋巴细胞增殖有明显的刺激作用,且有抗疲劳、抗应激、延缓衰老作用。

【用法用量】煎服,9~30 g。

4. 黄芪

【性味归经】甘,微温。归脾、肺经。

【功效】补气升阳,固表止汗,利水消肿,生津养血,行滞通痹,托毒排脓,敛疮生肌。

【主治】气虚乏力,食少便溏,中气下陷,久泻脱肛,便血崩漏,表虚自汗,气虚水肿,内热消渴,血虚萎黄,半身不遂,痹痛麻木,痈疽难溃,久溃不敛。

【药理作用】黄芪能促进机体代谢、抗疲劳、促进血清和肝脏蛋白质的更新;有明显的利尿作用,能消除实验性肾炎尿蛋白;能改善贫血动物症状,对低血糖有升高作用,对高血糖有降低作用。能增强和调节机体免疫功能,对干扰素系统有促进作用,可提高机体的抗病能力;对流感病毒等多种病毒所致细胞病变有轻度抑制作用,对流感病毒感染小鼠有保护作用;有较广泛的抗菌作用;保护心血管系统,抗心律失常,扩张冠状动脉和外周血管,降低血压,能降低血小板黏附力,减少血栓形成;还有降血脂、延缓衰老、抗缺氧、抗辐射、保肝等作用。

【用法用量】煎服,9~30 g。炙黄芪功能益气补中,用于气虚乏力,食少便溏等症。

5. 当归

【性味归经】甘、辛,温。归肝、心、脾经。

【功效】活血补血,调经止痛,润肠通便。酒制活血调经。

【主治】血虚萎黄,眩晕心悸,月经不调,经闭痛经,虚寒腹痛,风湿痹痛,跌仆损伤,痈疽疮疡,肠燥便秘。酒制用于经闭痛经,风湿痹痛,跌仆损伤。

【药理作用】当归挥发油能对抗肾上腺素-脑垂体后叶素或组胺对子宫的兴奋作用。当归水或醇溶性非挥发物质对离体子宫有兴奋作用,使子宫收缩加强,多次或大量给药时,甚至可出现强直性收缩,醇溶性物质作用比水溶性物质作用强。离体蟾蜍心脏灌流实验,当归煎剂含挥发油可明显抑制收缩幅度及收缩频率。当归浸膏有显著扩张离体豚鼠冠状动脉作用,增加冠状动脉血流量。麻醉犬静脉注射本品,心率无明显改变,冠状动脉阻力和总外周阻力下降,冠状动脉血流量显著增加,心肌耗氧量显著下降,心排出量和心搏指数有增加趋势。当归中性油对实验性心肌缺血亦有保护作用。当归及其成分阿魏酸钠有明显的抗血栓作用。给小鼠口服当归水浸液,能显著促进血红蛋白及红细胞的生成。

【用法用量】煎服,6～12 g。酒当归活血通经,用于闭经痛经,风湿痹痛,跌仆损伤。

6. 白芍

【性味归经】苦、酸,微寒。归肝、脾经。

【功效】养血调经,敛阴止汗,柔肝止痛,平抑肝阳。

【主治】血虚萎黄,月经不调,自汗,盗汗,胁痛,腹痛,四肢挛痛,头痛眩晕。

【药理作用】给小鼠喂饲白芍水煎剂腹腔巨噬百分率和吞噬指数均较对照组有明显提高。白芍能促进小鼠腹腔巨噬细胞的吞噬功能。白芍水煎剂可拮抗环磷酰胺对小鼠外周 T 细胞的抑制作用,使之恢复正常水平,表明白芍可使处于低下状态的细胞免疫功能恢复正常。白芍提取物对大鼠蛋清性急性炎症水肿有明显抑制作用,对棉球肉芽肿有抑制增生作用。白芍对醋酸引起的扭体反应有明显的镇痛效果,与甘草的甲醇复合物合用,两者对醋酸扭体反应有协同镇痛作用。芍药中的主要成分芍药苷有较好的解痉作用。

【用法用量】煎服,6～15 g。

注意:不宜与藜芦同用。

7. 大枣

【性味归经】甘,温。归脾、胃、心经。

【功效】补中益气,养血安神。

【主治】脾虚食少,乏力便溏,妇人脏躁。

【药理作用】大枣能增强肌力,增加体重;能增加胃肠黏液,纠正胃肠病损,保护肝脏;有增加白细胞内 cAMP 含量,抗变态反应作用;有镇静催眠作用;还有抑制癌细胞增殖,抗突变、镇痛及镇咳、祛痰等作用。

【用法用量】煎服,6～15 g。

8. 山药

【性味归经】甘,平。归脾、肺、肾经。

【功效】补脾养胃,生津益肺,补肾涩精。麸炒山药补脾健胃。

【主治】脾虚食少,久泻不止,肺虚喘咳,肾虚遗精,带下,尿频,虚热消渴。麸炒用于脾虚食少,泄泻便溏,白带过多。

【药理作用】山药对实验大鼠脾虚模型有预防和治疗作用,对离体肠管运动有双向调节作用,有助消化作用,对小鼠细胞免疫功能和体液免疫有较强的促进作用,并有降血糖、抗氧化作用。

【用法用量】煎服,15～30 g。麸炒山药补脾健胃,用于脾虚食少,泄泻便溏,白带过多。

二、理气类

1. 陈皮

【性味归经】苦、辛,温。归肺、脾经。

【功效】理气健脾,燥湿化痰。

【主治】脘腹胀满,食少吐泻,咳嗽痰多。

【药理作用】陈皮煎剂对家兔及小白鼠离体肠管,麻醉兔、犬胃及肠运动均有直接抑制作用。少量煎剂可增强心脏收缩力,使心脏输出量增加,冠状动脉扩张,冠状动脉流量增加;大剂量时可抑制心脏。陈皮水溶性总生物碱具有升高血压的作用,陈皮提取物有清除氧自由基和抗脂质过氧化作用;鲜陈皮煎剂有扩张气管作用;挥发油有刺激性祛痰作用,主要有效成分为柠檬烯。陈皮煎剂对小鼠离体子宫有抑制作用,高浓度则使离体子宫呈完全松弛状态;用煎剂静脉注射,能使麻醉兔在体子宫呈强直性收缩。另外,陈皮煎剂还有利胆、降低血清胆固醇作用。

【用法用量】煎服,3～10 g。

2. 枳实

【性味归经】苦、辛、酸,微寒。归脾、胃经。

【功效】破气消积,化痰散痞。

【主治】积滞内停,痞满胀痛,泻痢后重,大便不通,痰滞气阻,胸痹,结胸,脏器下垂。

【药理作用】枳实能缓解乙酰胆碱或氯化钡所致的小肠痉挛,可使胃肠收缩节律增加;枳实能使胆囊收缩、奥狄括约肌张力增加;枳实与枳壳具有抗溃疡作用;枳实或枳壳煎剂对已孕、未孕小白鼠离体子宫有抑制作用,对已孕、未孕家兔离体、在位子宫均呈兴奋作用;枳实、枳壳煎剂或酊剂静脉注射对动物离体心脏有强心作用,枳实注射液静脉注射能增加冠状动脉、脑、肾血流量,降低脑、肾血管阻力,枳实煎剂及枳壳的乙醇提取液给麻醉犬、兔静脉注射有明显的升高血压作用。

【用法用量】煎服,3～10 g。炒后性较平和。

用药经验:刘敏[1]等认为,利用枳术丸治疗胃下垂,特别是重用枳实、白术后,获得良好的疗效。

3. 枳壳

【性味归经】苦、辛、酸,微寒。归脾、胃经。

【功效】理气宽中,行滞消胀。

【主治】胸胁气滞,胀满疼痛,食积不化,痰饮内停,脏器下垂。

【药理作用】同枳实。

【用法用量】煎服,3～10 g。

4. 木香

【性味归经】辛、苦,温。归脾、胃、大肠、三焦、胆经。

【功效】行气止痛,健脾消食。煨木香实肠止泻。

【主治】胸胁、脘腹胀痛、泻痢后重、食积不消,不思饮食。煨木香用于泄泻腹痛。

【药理作用】木香对胃肠道有兴奋或抑制的双向作用,能促进消化液分泌,木香单味药能通过胃肠蠕动加快、促进胃排空,明显拮抗大鼠急性胃黏膜损伤,溃疡抑制率达100%;有明显的利胆作用;有松弛气管平滑肌的作用;并能抑制链球菌、金黄色与白色葡萄球菌的生长;有利尿及促进纤维蛋白溶解等作用。

【用法用量】煎服,3～6 g。生用行气力强,煨用实肠止泻,用于泄泻腹痛。

5. 香附

【性味归经】辛、微苦、微甘,平。归肝、脾、三焦经。

【功效】疏肝解郁,理气宽中,调经止痛。

【主治】肝郁气滞,胸胁胀痛,疝气疼痛,乳房胀痛,脾胃气滞,脘腹痞闷,胀满疼痛,月经不调,经闭痛经。

【药理作用】香附水煎剂可明显增加胆汁流量,并对肝细胞功能有保护作用;其水煎剂有降低肠管紧张性和拮抗乙酰胆碱的作用;其总生物碱、苷类、黄酮类及酚类化合物的水溶液有强心、减慢心率及降低血压作用;香附油对金黄色葡萄球菌有抑制作用,其提取物对某些真菌有抑制作用。

【用法用量】煎服,6~10 g。醋炙增强疏肝止痛作用。

6. 佛手

【性味归经】辛、苦、酸,温。归肝、脾、胃、肺经。

【功效】疏肝理气,和胃止痛,燥湿化痰。

【主治】肝胃气滞,胸胁胀痛,胃脘痞满,食少呕吐,咳嗽痰多。

【药理作用】佛手醇提取物对肠道平滑肌有明显抑制作用;有扩张冠状动脉,增加冠状动脉血流量的作用,高浓度时抑制心肌收缩力、减缓心率、降低血压、保护实验性心肌缺血。佛手有一定的平喘、祛痰作用;佛手多糖对多环节免疫功能有明显促进作用,可促进腹腔巨噬细胞的吞噬功能,明显对抗环磷酰胺所致的免疫功能低下。

【用法用量】煎服,3~10 g。

7. 旋覆花

【性味归经】苦、辛、咸,微温。归肺、脾、胃、大肠经。

【功效】降气,消痰,行水,止呕。

【主治】风寒咳嗽,痰饮蓄结,胸膈痞闷,喘咳痰多,呕吐噫气,心下痞硬。

【药理作用】旋覆花有明显镇咳、祛痰作用,旋覆花黄酮类对组胺引起的豚鼠支气管痉挛性哮喘有明显的保护作用,对离体支气管痉挛也有对抗作用,并有较弱的利尿作用。煎剂对金黄色葡萄球菌、炭疽杆菌和福氏痢疾杆菌Ⅱa株有明显的抑制作用,欧亚旋覆花内酯对阴道滴虫和溶组织内阿米巴均有强大的杀原虫作用。此外,旋覆花对糖醛还原酶有抑制作用,对免疫性肝损伤有保护作用,另外,天人菊内酯有抗癌作用。

【用法用量】煎服,3~9 g,包煎。

8. 莪术

【性味归经】辛、苦,温。归肝、脾经。

【功效】行气破血,消积止痛。

【主治】癥瘕痞块,瘀血经闭,胸痹心痛,食积胀痛。

【药理作用】莪术具有抗癌作用,除能直接杀瘤外,还能增强瘤细胞的免疫原性,从而诱发或促进机体对肿瘤的免疫排斥反应;能抑制血小板聚集和抗血栓形成;能促进微动脉血流恢复,完全阻止微动脉收缩,明显促进局部微循环恢复。

【用法用量】煎服,6~9 g。醋制后可加强祛瘀止痛作用。

三、清热类

1. 黄芩

【性味归经】苦,寒。归肺、胆、脾、大肠、小肠经。

【功效】清热燥湿,泻火解毒,止血,安胎。

【主治】湿温,暑湿,胸闷呕恶,泻痢,黄疸,肺热咳嗽,高热烦渴,痈肿疮毒,血热吐衄,胎动不安。

【药理作用】黄芩煎剂在体外对痢疾杆菌、白喉杆菌、绿脓杆菌、伤寒杆菌、副伤寒菌、变形杆菌、金黄色葡萄球菌、溶血性链球菌、肺炎双球菌、脑膜炎球菌、霍乱弧菌等有不同程度的抑制作用;而黄芩苷、黄芩苷元对豚鼠离体气管过敏性收缩及整体动物过敏性,均有缓解作用,并与麻黄碱有协同作用。黄芩煎剂还有解热、降压、镇静、保肝、利胆、抑制肠蠕动、降血脂、抗氧化、调节 cAMP 水平,抗肿瘤等作用。

【用法用量】煎服,3~10 g。清热泻火、解毒宜生用,安胎多炒用,清上焦热酒炙用,止血宜炒炭用。

2. 黄连

【性味归经】苦,寒。归心、脾、胃、肝、胆、大肠经。

【功效】清热燥湿,泻火解毒。

【主治】湿热痞满,呕吐吞酸,泻痢,黄疸,高热神昏,心火亢盛,心烦不眠,心悸不宁,血热吐衄,目赤,牙痛,消渴,痈肿疔疮;外治湿疹,湿疮,耳道流脓。

【药理作用】黄连煎剂、小檗碱、黄连素对多种致病菌、流感病毒、钩端螺旋体、阿米巴原虫、滴虫等均有抑制作用,对痢疾杆菌的抑制作用尤其强;并能抗炎、解热、镇静、抗腹泻、抗溃疡、健胃及增强白细胞吞噬能力;还可减慢心率、抗心律不齐、兴奋心脏、增强心肌收缩力、降血压、利胆、降血糖、降血脂、预防动脉硬化、抗氧化、抗溃疡、抗肿瘤。对血管平滑肌有松弛作用,对子宫、胃、肠、膀胱平滑肌呈兴奋作用。此外,黄连煎剂对缺血性脑损伤有显著保护作用,可降低脑组织中的脂质过氧化物,提高 SOD 水平。

【用法用量】煎服,2~5 g。外用适量。生黄连清热燥湿,泻火解毒;酒黄连善清上焦火热,多用于目赤肿痛、口舌生疮;姜黄连善清胃和胃止呕,多用治寒热互结,湿热中阻,痞满呕吐;萸黄连功善疏肝和胃止呕,多用治肝胃不和之呕吐吞酸。

四、化湿类

1. 砂仁

【性味归经】辛、温。归脾、胃、肾经。

【功效】化湿开胃,温脾止泻,理气安胎。

【主治】湿浊中阻,脘痞不饥,脾胃虚寒,呕吐泄泻,妊娠恶阻,胎动不安。

【药理作用】砂仁煎剂可增强胃的功能,促进消化液的分泌,可增进肠道运动,排出消化管内的积气,可起到帮助消化,消除肠胀气症状。砂仁能明显抑制因腺苷二磷酸(ADP)所致家兔血小板聚集,对花生四烯酸诱发的小鼠急性死亡有明显保护作用,同时有明显的对抗由胶原和肾上腺素所诱发的小鼠急性死亡作用。

【用法用量】煎服,3~6 g,后下。

2. 半夏

【性味归经】辛、温,有毒。归脾、胃、肺经。

【功效】燥湿化痰,降逆止呕,消痞散结。

【主治】湿痰寒痰,咳喘痰多,痰饮眩悸,风痰眩晕,痰厥头痛,呕吐反胃,胸脘痞闷,梅核气;外治痈肿痰核。

【药理作用】可抑制呕吐中枢而止呕。各种炮制品对实验动物均有明显的止咳作用。半夏的稀醇和水浸液或其多糖组分、生物碱具有较广泛的抗肿瘤作用。水浸剂对实验性室性心律失常和室性期前收缩有明显的对抗作用;半夏有显著的抑制胃液分泌作用,水煎醇沉液对多原因所致的胃溃疡有显著的预防和治疗作用。此外,煎剂可降低兔眼内压,半夏蛋白有明显的抗早孕活性。

【用法用量】内服一般炮制后使用,3～9 g。外用适量,磨汁涂或研末以酒调敷患处。法半夏长于燥湿化痰,主治痰多咳喘,痰饮眩悸,风痰眩晕,痰厥头痛;姜半夏长于温中化痰,降逆止呕,主治痰饮呕吐,胃脘痞满;清半夏长于燥湿化痰,主治湿痰咳嗽,胃脘痞满,痰涎凝聚,咯吐不出。

3. 苍术

【性味归经】辛、苦,温。归脾、胃、肝经。

【功效】燥湿健脾,祛风散寒,明目。

【主治】湿热中阻,脘腹胀满,泄泻,水肿,脚气痿蹙,风湿痹痛,风寒感冒,夜盲,眼目昏涩。

【药理作用】其挥发油有明显的抗副交感神经介质乙酰胆碱引起的肠痉挛;对交感神经介质肾上腺素引起的肠肌松弛,苍术制剂能促进肾上腺抑制作用的振幅恢复,苍术醇有促进胃肠运动作用,对胃平滑肌也有微弱收缩作用,苍术挥发油对中枢神经系统,小剂量是镇静作用,同时使脊髓反射亢进;大剂量则呈抑制作用。苍术煎剂有降血糖作用,同时具有排钠、排钾作用;其维生素 A 样物质可治疗夜盲及角膜软化症。

【用法用量】煎服,3～9 g。

用药经验:杨锋[2]认为苍术辛苦,性温而燥,除湿强脾,升发胃中阳气,逐痰饮水气而消胀满。曾报道取苍术 15～20 g,煎汤或用开水浸泡,煎药或冲泡治疗胃下垂。

4. 厚朴

【性味归经】苦、辛,温。归脾、胃、肺、大肠经。

【功效】燥湿消痰,下气除满。

【主治】湿滞伤中,脘痞吐泻,食积气滞,腹胀便秘,痰饮喘咳。

【药理作用】厚朴煎剂对肺炎球菌、白喉杆菌、溶血性链球菌、枯草杆菌、志贺痢疾杆菌、施氏痢疾杆菌、金黄色葡萄球菌、炭疽杆菌及若干皮肤真菌均有抑制作用。厚朴碱、异厚朴酚有明显的中枢性肌肉松弛作用。厚朴碱、木兰箭毒碱能松弛横纹肌。对于肠管来说,小剂量厚朴煎剂出现兴奋作用,大剂量则为抑制作用。厚朴酚对实验性胃溃疡有防治作用。厚朴有降血压作用,降血压时反射性地引起呼吸兴奋,心率增加。

【用法用量】煎服,3～10 g。

5. 茯苓

【性味归经】甘、平,淡。归心、肺、脾、肾经。

【功效】利水渗湿,健脾,宁心。

【主治】水肿尿少,痰饮眩悸,脾虚食少,便溏泄泻,心神不安,惊悸失眠。

【药理作用】茯苓煎剂、糖浆剂、醇提取物,分别具有利尿、镇静、抗肿瘤、降血糖、增加心肌收缩力的作用。茯苓多糖有增强免疫功能的作用,茯苓有护肝作用,能降低胃液分泌,对胃溃疡有抑制作用。

【用法用量】煎服,10~15 g。

6. 薏苡仁

【性味归经】甘、淡,凉。归脾、胃、肺经。

【功效】利水渗湿,健脾止泻,除痹,排脓,解毒散结。

【主治】水肿,脚气,小便不利,脾虚泄泻,湿痹拘挛,肺痈,肠痈,赘疣,癌肿。

【药理作用】薏苡仁所含不饱和脂肪酸、α-单油酸甘油酯等有抗肿瘤作用。醇提取物可抑制应激性、盐酸性溃疡的形成,抑制番泻叶性腹泻,能缓慢促进胆汁分泌,有抗炎和镇痛作用,能延长大鼠颈动脉引起的血栓形成时间和凝血时间。薏苡仁油对离体小肠有兴奋作用,大剂量时则先兴奋后转为抑制;对蛙骨骼肌及运动神经末梢,低浓度时兴奋,高浓度时呈麻痹作用;对离体蛙心低浓度兴奋,高浓度抑制;能增加离体子宫紧张度与收缩幅度。

【用法用量】煎服,9~30 g。

注意:孕妇慎用。

五、滋阴类

1. 麦冬

【性味归经】甘、微苦,微寒。归心、肺、胃经。

【功效】养阴生津,润肺清心。

【主治】肺燥干咳,阴虚痨嗽,喉痹咽痛,津伤口渴,内热消渴,心烦失眠,肠燥便秘。

【药理作用】家兔用麦冬煎剂肌内注射,能升高血糖;正常兔口服麦冬的水、醇提取物则有降血糖作用;麦冬能增强网状内皮系统吞噬能力,升高外周白细胞,增强免疫功能;能增强垂体肾上腺皮质系统作用,提高机体适应性。能显著提高实验动物耐缺氧能力,增加冠状动脉流量,对心肌缺血有明显保护作用,并能抗心律失常及改善心肌收缩力;有改善左心室功能与抗休克作用。还有一定镇静和抗菌作用。

【用法用量】煎服,6~12 g。

2. 沙参

【性味归经】甘,微寒。归肺、胃经。

【功效】养阴清肺,益胃生津。

【主治】阴虚肺燥咳嗽,咯血,骨蒸潮热,干咳少痰,鼻燥咽干,或胃脘隐痛,嘈杂等胃阴虚证。

【药理作用】北沙参醇提取物能降低正常家兔的体温。对兔牙髓电刺激引起的疼痛具有镇痛作用。低浓度水浸液能加强离体蟾蜍心脏收缩,高浓度则呈抑制状态。其所含多糖对植物血凝素诱导的正常人血淋巴细胞的增生有抑制作用。

【用法用量】煎服,10~15 g。

注意:不宜与藜芦同用。

3. 石斛

【性味归经】甘,微寒。归胃、肾经。

【功效】益胃生津,滋阴清热。

【主治】热病津伤,口干烦渴,胃阴不足,食少干呕,病后虚热不退,阴虚火旺,骨蒸劳热,目暗不明,筋骨萎软。

【药理作用】石斛水煎剂口服,能促进胃液分泌,帮助消化;能使肠蠕动亢进而有通便作用,过量则使肠麻痹。家兔灌服石斛浓缩液后,具有延缓衰老作用。此外,还有退热、降血糖等作用。

【用法用量】煎服,6~12 g(鲜品可用至15~30 g)。

六、温阳类

1. 干姜

【性味归经】辛,热。归脾、胃、肾、心、肺经。

【功效】温中散寒,回阳通脉,温肺化饮。

【主治】脘腹冷痛,呕吐泄泻,肢冷脉微,寒饮喘咳。

【药理作用】干姜甲醇或醚提取物有镇静、镇痛、抗炎、止吐及短暂升高血压的作用;水提取物或挥发油能明显延长大鼠实验性血栓形成时间;干姜醇提取物及其所含姜辣素和姜辣烯酮有明显灭螺和抗血吸虫作用。干姜醇提取物能明显增加大鼠肝脏胆汁分泌量,维持长达3~4小时。

【用法用量】煎服,3~10 g。

2. 桂枝

【性味归经】辛、甘,温。归心、肺、膀胱经。

【功效】发汗解肌,温通经脉,助阳化气,平冲降气。

【主治】风寒感冒,脘腹冷痛,血寒经闭,关节痹痛,痰饮,水肿,心悸,奔豚。

【药理作用】桂枝水煎剂及桂皮醛有降温、解热作用。桂枝煎剂及乙醇浸剂对金黄色葡萄球菌、白色葡萄球菌、伤寒杆菌、皮肤真菌、痢疾杆菌、肠炎沙门氏菌、霍乱弧菌、流感病毒等均有抑制作用,桂皮油、桂皮醛对结核杆菌有抑制作用。桂皮油有健胃、缓解胃肠道痉挛及利尿、强心作用;桂皮醛有镇痛、镇静、抗惊厥作用;挥发油有止咳祛痰作用。

【用法用量】煎服,3~10 g。

3. 肉桂

【性味归经】辛、甘,大热。归肾、脾、心、肝经。

【功效】补火助阳,引火归元,散寒止痛,温通经脉。

【主治】阳痿宫冷,腰膝冷痛,肾虚作喘,虚阳上浮,眩晕目赤,心腹冷痛,虚寒吐泻,寒疝腹痛,痛经经闭。

【药理作用】肉桂有扩张血管,促进血循环,增强冠状动脉及脑血流量,使血管阻力下降等作用。在体外,肉桂甲醇提取物及桂皮醛有抗血小板凝集、抗凝血酶作用。桂皮油、桂皮醛、肉桂酸钠具有镇静、镇痛、解热、抗惊厥等作用。桂皮油对胃黏膜有温和的刺激作用,并通过刺激嗅觉反射性,促进胃功能,能促进肠运动,使消化道分泌增加,增强消化功能,排除消化道积气,缓解胃肠痉挛性疼痛,其水提物、醚提物对动物实验性胃溃疡的形成有抑制作用。

【用法用量】煎服,1~5 g,宜后下或焗服;研末冲服,每次1~2 g。

七、升提类

1. 柴胡

【性味归经】辛、苦,微寒。归肝、胆、肺经。

【功效】疏散退热,疏肝解郁,升举阳气。

【主治】感冒发热,寒热往来,胸胁胀痛,月经不调,子宫脱垂,脱肛。

【药理作用】柴胡具有镇静、安定、镇痛、解热、镇咳等广泛的中枢抑制作用。柴胡及其有效成分(柴胡皂苷)具有抗炎作用,其抗炎作用与促进肾上腺皮质激素系统功能等有关。柴胡皂苷还有降低血浆胆固醇的作用。同时柴胡具有较好的抗脂肪肝、抗肝损伤、利胆、降低转氨酶、兴奋平滑肌、抑制胃酸分泌、抗溃疡、抑制胰酶蛋白等作用。柴胡煎剂对结核杆菌有抑制作用。此外,柴胡还有抗感冒病毒、增加蛋白质生物合成、抗肿瘤、抗辐射及增强免疫功能等作用。

【用法用量】煎服,3~10 g。疏散退热宜生用;疏肝解郁宜醋炙,升举阳气可生用或酒炙。

用药经验:谢晶日[3]认为柴胡配人参补气升提可治疗中气下陷型胃下垂。盖因人参味甘而微苦,其性平,功擅大补元气、益肺补脾且能固脱生津。其补气效力非其他药物可比,故历代医家将其誉为"补气圣药"。《医学启源》认为柴胡能"治脾胃阳气不足及肺气促,短气、少气,补中缓中"。而柴胡既可升肝气,又可升脾气,两药相合,人参既能直接助脾升阳,又可补元气以助柴胡升提脾阳,共奏补气升提之功,如此脾阳得升则胃下垂得愈。

2. 升麻

【性味归经】辛、微甘,微寒。归肺、脾、胃、大肠经。

【功效】发表透疹,清热解毒,升举阳气。

【主治】风热头痛,齿痛,口疮,咽喉肿痛,麻疹不透,阳毒发斑,脱肛,子宫脱垂。

【药理作用】升麻对结核杆菌、金黄色葡萄球菌和卡他球菌有中度抗菌作用。北升麻提取物具有解热、抗炎、镇痛、抗惊厥、升高白细胞、抑制血小板聚集及释放等作用。升麻对氯乙酰胆碱、组胺和氯化钡所致的肠管痉挛有一定的抑制作用,还具有抑制心脏、减慢心率、降低血压、抑制肠管和妊娠子宫痉挛均有一定作用。其生药与碳药均能缩短凝血时间。

【用法用量】煎服,3~10 g。发表透疹、清热解毒宜生用,升阳举陷宜炙用。

3. 葛根

【性味归经】甘、辛,凉。归脾、胃、肺经。

【功效】解肌退热,生津止渴,透疹,升阳止泻,通经活络,解酒毒。

【主治】外感头痛发热,项背强痛,口渴,消渴,麻疹不透,热痢,泄泻,眩晕头痛,中风偏瘫,胸痹心痛,酒毒伤中。

【药理作用】葛根煎剂、醇浸剂、总黄酮、大豆苷、葛根素均能对抗垂体后叶素引起的急性心肌缺血。葛根总黄酮能扩张冠状动脉和脑血管,增加冠状动脉血流量和脑血流量,降低心肌耗氧量,增加氧供应。葛根能直接扩张血管,使外周阻力下降,而有明显降血压作用,能较好地缓解高血压患者的"项紧"症状。葛根素能改善微循环,提高局部微血流量,抑制血小板凝集。葛根有广泛的 β-受体阻滞作用。对小鼠离体肠管有明显解痉作用,能对抗乙酰胆碱所致的肠管痉挛。

【用法用量】煎服,10~15 g。解肌退热、生津止渴、透疹、通经活络、解酒毒宜生用,升阳止泻宜煨用。

八、活血药

1. 川芎

【性味归经】辛,温。归肝、胆、心包经。

【功效】活血行气,祛风止痛。

【主治】胸痹心痛,胸胁刺痛,跌仆肿痛,月经不调,经闭痛经,癥瘕腹痛,头痛,风湿痹痛。

【药理作用】川芎嗪能抑制血管收缩,扩张冠状动脉,增加冠状动脉血流量,改善心肌的血氧供应,并降低心肌的耗氧量;能扩张脑血管,降低血管压力,显著增加脑及肢体血流量,改善微循环;能降低血小板表面活性,抑制血小板凝集,预防血栓形成;可加速骨折局部血肿吸收,促进骨痂形成;并有镇痛、镇静、解痉、降血压、抗肿瘤、抑菌、平喘等作用。

【用法用量】煎服,3~10 g。

2. 丹参

【性味归经】苦,微寒。归心、肝经。

【功效】活血祛瘀,通经止痛,清心除烦,凉血消痈。

【主治】胸痹心痛,脘腹胁痛,癥瘕积聚,热痹疼痛,心烦不眠,月经不调,痛经经闭,疮疡肿痛。

【药理作用】丹参能扩张动脉,增加冠状动脉血流量,改善心肌缺血,促进心肌缺血或损伤的恢复,缩小心肌梗死范围;能提高耐缺氧能力,对缺氧心肌有保护作用;能改善微循环,促进血液流速;能扩张血管,降低血压;抑制血小板和凝血功能,激活纤溶,对抗血栓形成;能降血脂,抑制动脉粥样硬化斑块的形成;能保护肝细胞损伤,促进肝细胞再生,有抗纤维化作用;能保护胃黏膜、抗胃溃疡;对中枢神经有镇静和镇痛的作用;能改善肾功能,保护缺血性肾损伤。此外,还有抗炎、抗过敏作用,对多种致病菌有不同程度的抑制作用。

【用法用量】煎服,10~15 g。活血化瘀宜酒炙用。

注意:不宜与藜芦同用。

3. 郁金

【性味归经】辛、苦,寒。归肝、心、肺经。

【功效】活血止痛,行气解郁,清心凉血,利胆退黄。

【主治】胸胁刺痛,胸痹心痛,经闭痛经,乳房胀痛,热病神昏,癫痫发狂,血热吐衄,黄疸尿赤。

【药理作用】郁金有保护肝细胞,促进肝细胞再生、去脂和抑制肝细胞纤维化的作用,能对抗肝脏毒性病变。姜黄素和挥发油能促进胆汁分泌和排泄,减少尿内尿胆原;煎剂能刺激胃酸及十二指肠液分泌。水煎剂能降低全血黏度,抑制血小板聚集,醇提取物能降低血浆纤维蛋白含量。水煎剂、挥发油对多种皮肤真菌有抑制作用,郁金对多种细菌有抑制作用,尤其对革兰氏阴性菌的作用强于对革兰氏阳性菌。郁金也有一定的抗炎、止痛作用。

【用法用量】煎服,3~10 g。

九、消食类

1. 鸡内金

【性味归经】甘,平。归脾、胃、小肠、膀胱经。

【功效】健胃消食,涩精止遗,通淋化石。

【主治】食积不消,呕吐泻痢,小儿疳积,遗尿,遗精,石淋涩痛,胆胀胁痛。

【药理作用】口服粉剂后,胃液分泌量、酸度和消化力均见提高,胃运动功能明显增强。体外实验能增强胃蛋白酶、胰脂肪酶活性。动物实验可加强膀胱括约肌收缩,减少尿量。鸡内金的酸提取物可加速放射性锶的排泄。

【用法用量】煎服,3~10 g;研末服,每次 1.5~3 g。研末服效果优于煎剂。

2. 麦芽

【性味归经】甘,平。归脾、胃经。

【功效】行气消食,健脾开胃,回乳消胀。生麦芽健脾和胃,疏肝行气;炒麦芽行气消食回乳;焦麦芽消食化滞。

【主治】食积不消,脘腹胀痛,脾虚食少,乳汁淤积,乳房胀痛,妇女断乳,肝郁胁痛,肝胃气痛。生麦芽用于脾虚食少,乳汁淤积;炒麦芽用于食积不消,妇女断乳;焦麦芽用于食积不消,脘腹胀痛。

【药理作用】麦芽所含淀粉酶能将淀粉分解成麦芽糖和糊精。其煎剂对胃酸及胃蛋白酶的分泌有轻度促进作用;水煎剂中提出一种胰淀粉酶激活剂,亦可助消化;因淀粉酶不耐高温,麦芽炒焦及入煎剂将会降低其活力。麦芽浸剂口服可使家兔与正常人血糖降低;麦芽注射液,可使血糖降低 40%或更多。

【用法用量】煎服,10~15 g;回乳宜炒用 60 g。生麦芽健脾和胃,疏肝行气,用于脾虚食少,乳汁郁积;炒麦芽行气消食回乳,用于食积不消,妇女断乳;焦麦芽消食化滞,用于食积不消,脘腹胀痛。

3. 山楂

【性味归经】酸、甘,微温。归脾、胃、肺经。

【功效】消食健胃,行气散瘀,化浊降脂。

【主治】肉食积滞,胃脘胀满,泻痢腹痛,瘀血经闭,产后瘀阻,心腹刺痛,胸痹心痛,疝气疼痛,高脂血症。

【药理作用】所含脂肪酸能促进脂肪消化,并能增加胃消化酶的分泌而促进消化,且对胃肠功能有一定的调整作用。山楂提取物能扩张冠状动脉,增加冠状动脉流量,保护缺血缺氧的心肌;并可强心、降血压及抗心律失常;还能降血脂,抗动脉粥样硬化,其降低血清胆固醇及三酰甘油,可能是通过提高血清中高密度胆固醇及其亚组分浓度,增加胆固醇的排泄而实现的。

【用法用量】煎服,9~12 g。焦山楂消食导滞作用增强,用于肉食积滞,泻痢不爽。

4. 莱菔子

【性味归经】辛、甘、平。归肺、脾、胃经。

【功效】消食除胀,降气化痰。

【主治】饮食停滞,脘腹胀痛,大便秘结,积滞泻痢,痰壅喘咳。

【药理作用】莱菔子水醇法提取液,对动物有缓和而持续的降血压作用。莱菔子注射液对大鼠的降血压作用,与药物浓度有关;莱菔子能增强离体兔回肠节律性收缩和抑制小鼠胃排空。莱菔子在体外对多种革兰氏菌均有较强的抗菌活性。莱菔子水浸剂在试管内对同心性毛藓菌等皮肤真菌有不同程度的抑制作用;莱菔子还有祛痰、镇咳、平喘,改善排尿功能,降低胆固醇,防止动脉硬化等作用;炒莱菔子可使膀胱逼尿肌收缩,膀胱括约肌舒张,从而改善排尿功能。

【用法用量】煎服,5~12 g。

十、其他

1. 大黄

【性味归经】苦,寒。归脾、胃、大肠、心包、肝经。

【功效】泻下攻积,清热泻火,凉血解毒,逐瘀通经,利湿退黄。酒大黄善清上焦血分热毒;熟大黄泻下力缓,泻火解毒;大黄炭凉血化瘀止血。

【主治】实热积滞便秘,血热吐衄,目赤咽肿,痈肿疔疮,肠痈腹痛,瘀血经闭,产后瘀阻,跌打损伤,湿热痢疾,黄疸尿赤,淋证,水肿,烧烫伤(外治)。酒制用于目赤咽肿,齿龈肿痛;熟大黄用于火毒疮疡;大黄炭用于血热有瘀出血症。

【药理作用】大黄能增加肠蠕动。大黄有抗感染作用,对多种革兰氏阳性和阴性菌均有抑制作用,对流感病毒也有抑制作用,且有利胆和健胃作用。此外,还有止血、保肝、降血压、降低血清胆固醇等作用。

【用法用量】煎服,3~15 g;用于泻下时不宜久煎。外用适量,研末敷于患处。酒大黄善清上焦血分热度,用于目赤咽肿,齿龈肿痛;熟大黄泻下力缓,泻火解毒,用于火毒疮疡;大黄炭凉血化瘀止血,用于血热有瘀出血证。

2. 槟榔

【性味归经】苦、辛,温。归胃、大肠经。

【功效】杀虫,消积,行气,利水,截疟。

【主治】绦虫病、蛔虫病、姜片虫病虫积腹痛,积滞泻痢,里急后重,水肿脚气,疟疾。

【药理作用】槟榔对蛲虫、蛔虫、钩虫、肝吸虫、血吸虫均有麻痹或驱杀作用,兴奋胆碱受体,促进唾液、汗腺分泌,增加肠蠕动,减慢心率,降血压,滴眼可使瞳孔缩小。

【用法用量】煎服,3~10 g;驱绦虫、姜片虫 30~60 g。焦槟榔消食导滞,用于食积不消,泻痢后重。

3. 桔梗

【性味归经】苦、辛,平。归肺经。

【功效】宣肺,利咽,祛痰,排脓。

【主治】咳嗽痰多,胸闷不畅,咽痛音哑,肺痈吐脓。

【药理作用】桔梗皂苷对口腔、咽喉部位、胃黏膜的直接刺激,反射性地引起支气管黏膜分泌亢进从而使痰液稀释,易于排出;桔梗有镇咳作用,有抗炎和增强免疫作用,其抗炎强度与阿司匹林相似;水提物能增强巨噬细胞的吞噬功能,增强中性白细胞的杀菌力,提高溶菌酶活性;桔梗皂苷能显著降低后肢血管和冠状动脉的阻力,增加血流量且对应激性溃疡有预防作用。

【用法用量】煎服,3~10 g。

第二节　中成药的应用

一、补中益气丸

【组成】黄芪、党参、白术、当归、升麻、柴胡、陈皮、炙甘草、生姜、大枣。

【治法】补中益气,升阳举陷。

【适应证】适用于脾虚气陷证。亦可用于脾胃虚弱、中气下陷所致的泄泻、脱肛、阴挺;症见体倦乏力、食少腹胀、便溏久泻、肛门下坠或脱肛、子宫脱垂。

【用法与用量】蜜丸:口服,小蜜丸一次 9 g,大蜜丸一次 1 丸,一日 2~3 次。水丸:口服,每丸重 9 g,一次 6 g,一日 2~3 次。合剂:口服,一次 10~15 mL,一日 3 次。颗粒:开水冲服,每袋 3 g,一次 1 袋,一日 2~3 次。

二、阴虚胃痛颗粒

【组成】北沙参、麦冬、石斛、川楝子、玉竹、白芍、炙甘草。

【治法】养阴益胃,缓急止痛。

【适应证】适用于胃阴不足证。亦可用于胃阴不足所致的胃脘隐隐灼痛、口干舌燥、纳呆干呕;慢性胃炎、消化性溃疡见上述症候者。

【用法与用量】开水冲服,每袋 10 g,一次 1 袋,一日 3 次。

三、胃乐宁

【组成】由猴头菌丝体为主要成分。

【治法】养阴和胃。

【适应证】适用于胃阴不足证,症见胃脘疼痛、痞满、腹胀、胃及十二指肠溃疡、慢性萎缩性胃炎等。

【用法与用量】口服,每片重 0.13 g,一次 4 片,一日 3 次。

四、养胃舒胶囊

【组成】党参、陈皮、黄精(蒸)、山药、玄参、乌梅、山楂、北沙参、干姜、菟丝子、炒白术。辅料为二氧化硅、淀粉、滑石粉。

【治法】滋阴养胃。

【适应证】适用于胃阴不足证。亦可用于慢性胃炎,胃脘灼热,隐隐作痛。

【用法与用量】胶囊:口服,每粒装 0.4 g,一次 3 粒,一日 2 次;颗粒:开水冲服,每袋 10 g,一次 1 袋,一日 2 次。

五、附子理中丸

【组成】附子、党参、炒白术、干姜、甘草。

【治法】温中健脾。

【适应证】适用于本病脾肾阳虚证。亦可用于脾胃虚寒,脘腹冷痛,呕吐泄泻,手足不温。

【用法与用量】口服。水蜜丸一次 6 g;小蜜丸每 100 丸重 20 g,一次 9 g;大蜜丸每丸重 9 g,一次 1 丸。一日 2~3 次。

【注意】孕妇慎用。

六、逍遥颗粒

【组成】柴胡、白芍、当归、茯苓、白术、甘草、薄荷、生姜。

【治法】疏肝健脾,养血调经。

【适应证】适用于肝郁脾虚所致的郁闷不舒、胸胁胀痛、头晕目眩,食欲减退,月经不调。

【用法与用量】颗粒:开水冲服,每袋 15 g,一次 1 袋,一日 2 次。片剂:口服,每片重 0.35 g,一次 4 片,一日 2 次。胶囊:口服,每粒装 0.34 g,一次 4 粒,一日 2 次。

七、参苓白术散(丸)

【组成】人参、茯苓、炒白术、山药、炒白扁豆、莲子、炒薏苡仁、砂仁、桔梗、甘草。

【治法】补脾胃,益肺气。

【适应证】适用于脾胃虚弱,食少便溏,气短咳嗽,肢倦乏力。

【用法与用量】颗粒:开水冲服,每袋 6 g,一次 6 g,一日 3 次。丸剂:口服,每 100 粒重 6 g,一次 6 g,一日 3 次。

八、胃苏颗粒冲剂

【组成】紫苏梗、香附、陈皮、香橼、佛手、枳壳、槟榔、炒鸡内金。

【治法】理气消胀,和胃止痛。

【适应证】适用于气滞型胃脘痛,症见胃脘胀痛,窜及两胁,得嗳气或矢气则舒,情绪郁怒则加重,胸闷食少,排便不畅,舌苔薄白,脉弦;慢性胃炎及消化性溃疡见上述症候者。

【用法与用量】开水冲服,每袋 15 g,一次 1 袋,一日 3 次。

九、香砂六君丸

【组成】木香、砂仁、党参、炒白术、茯苓、炙甘草、陈皮、姜半夏。

【治法】益气健脾,和胃。

【适应证】脾虚气滞,消化不良,嗳气食少,脘腹胀满,大便溏泄。

【用法与用量】口服,每 8 丸相当于原生药 3 g,一次 6~9 g,一日 2~3 次。

十、理中丸

【组成】党参、土白术、炙甘草、炮姜。

【治法】温中散寒,健胃。

【适应证】适用于脾胃虚寒,呕吐泄泻,胸满腹痛,消化不良。

【用法与用量】口服,每丸重9g,一次1丸,一日2次。小儿酌减。

十一、气滞胃痛颗粒(片)

【组成】柴胡、醋延胡索、枳壳、醋香附、白芍、炙甘草。

【治法】疏肝理气,和胃止痛。

【适应证】适用于肝郁气滞,胸痞胀满,胃脘疼痛。

【用法与用量】颗粒:开水冲服,每袋装5g,一次1袋,一日3次。片剂:口服,每片重0.5g,一次3片,一日3次。

【注意】孕妇慎用。

十二、香砂胃苓丸

【组成】木香、砂仁、炒苍术、姜厚朴、炒白术、陈皮、茯苓、泽泻、猪苓、肉桂、甘草。

【治法】祛湿运脾,行气和胃。

【适应证】适用于水湿内停之呕吐,泻泄,浮肿,眩晕,小便不利等症。

【用法与用量】口服,一次6g,一日2次。

十三、桂附地黄丸

【组成】肉桂、附子(制)、熟地黄、酒萸肉、牡丹皮、山药、茯苓、泽泻。

【治法】温补肾阳。

【适应证】适用于肾阳不足,腰膝酸冷,肢体浮肿,小便不利或反多,痰饮喘咳,消渴。

【用法与用量】口服,每丸重9g,一次1丸,一日2次。

参 考 文 献

[1] 刘敏,丁霞,李晓红,等.枳术丸加减治疗胃下垂临床观察[J].中国中医药信息杂志,2008,15(11):65,66.

[2] 杨锋.单味苍术治疗胃下垂[J].上海中医药杂志,2001,35(9):39.

[3] 刘朝霞,李国庆,李贺薇.谢晶日教授运用柴胡系药对治疗消化内科疾病经验阐析[J].内蒙古中医药,2016,35(17):68.

第六章 胃下垂中医外治疗法

中医外治起源于原始社会，人们在生活中就逐渐发现并积累了一些可使伤口止痛、止血、消肿愈合的最初外治疗法如药物涂、敷、擦、按摩等的经验。此时的治疗手段多以物理性质的外治法为主，这亦是医学的发端。早在先秦时期形成，《五十二病方》所载外治方已有70余首，书中对外治疗法论述颇详细，此时是中医外治法发展的重要时期，其中以针灸、按摩疗法发展为最。《黄帝内经》记载的外治技术有砭石、九针、火焫、导引、按摩、灸、熨、渍、浴、蒸、涂、嚏等，并开创了膏药的先河。汉唐时期发展较快，东汉时期张机的《伤寒论》还创用了塞鼻、灌耳、舌下含药、润导、粉身等法。《太平圣惠方》记载有淋渫、贴、膏摩等法。孙思邈《千金要方》提出"变汤药为外治，实开后人无限法门"，其所用外治技术，共有27种之多。清代吴师机著《理瀹骈文》，集《黄帝内经》至清外治技术之大成，做了一次划时代的实践总结，对外治方药进行系统整理和理论探讨，完善了外治理论，提出"外治之理，亦即内治之理；内病外取，须分三焦论治"；提出三部应三法的外治体系，即"上用嚏，中用填，下用坐"；凡汤丸之有效者，皆可熬膏；膏药用药，必得气味俱厚者方能得力；申明了内治外治之义，为外治理论的系统化和完善做出了贡献。

在胃下垂的中医治疗中，内治法主要采用辨证论治的手段，外治法则体现在单纯针刺、灸法、按摩、推拿、穴位埋线、穴位贴敷、穴位注射、复合疗法等方面。2015年由中华中医药学会组织成立胃下垂指南修订工作组，检索出胃下垂相关文献615篇，其中有关外治报道的文献236篇（占38.37%），内治联合外治58篇（9.43%），对外治法进行分类汇总，其结果见表6-1。

表6-1 外治法分类

分　类	针刺	艾灸	按摩	推拿	穴位埋线	穴位贴敷	穴位注射	复合外治疗法	其他疗法
篇　数	109	5	14	19	18	6	10	30	25
构成比	46.19%	2.11%	5.93%	8.05%	6.36%	2.54%	4.24%	12.71%	10.59%

第一节　古代文献研究

根据胃下垂临床主要症状表现如脘腹痞满、嗳气不舒、胃脘坠痛等，后人亦将其归属于"胃缓""胃脘痛""胃痞""胃下"等范畴。历代医家对本病的论述散见于各种相近病症的文献记载中。通过对针灸治疗痞满古代文献的分析可见，很多针灸治疗痞满的文献没有对具体操作方法进行描述；很多是在穴位功效的描述中提及治疗痞满，且大多针灸并用,其中,脾胃虚寒导致的虚性痞满多用灸法,疗效甚佳。胃下垂是本虚之症,根据病因病机的不同,其治法也包罗万象,而《灵枢·九针十二原》即言"虚实之要,九针最妙,补泻之时,以针为之",明确提出针刺可以补虚泻实;《灵枢·经脉》曰:"盛则泻之,虚则补之,热则疾之,寒则留之,陷下则灸之……",指出对于中气下陷的病症,艾灸有很大的作用。《薛真人天星十二穴歌》有"三里在膝下……能通心腹胀……肠鸣并泄泻……"之言,《天元太乙歌》里亦云"腰腹胀满治何难,三里膈肚针承山",说明了足三里治疗腹胀满、肠鸣(辘辘有声)有特效;《扁鹊神应针灸玉龙经》曰:"脾家之疾……金针中脘必痊安",《针灸甲乙经》载:"腹胀不通,寒中伤饱,食饮不化,中脘主之",均突出了中脘穴治疗脾胃病的重要性;《针灸大成·足太阳经穴主治》指出:"脾俞……《明堂》主腹胀……善欠,不嗜食……""胃俞……主腹胀而鸣,翻胃呕吐,不嗜食……腹痛",可以看出背俞穴在治疗本经病症上的重要性。

第二节 中医外治特色疗法

一、单纯针刺

中医对胃下垂的治疗以升阳补气、健脾和胃为本,兼顾消食、逐饮、行气、化瘀等。针刺遵循中医药理论的指导,基于特定穴独特的性能及主治作用,临床常取特定穴对胃进行调理,如《灵枢经·卷一·九针十二原第一》曰:"五脏有疾当取之十二原……凡此十二原者,主治五脏六腑之有疾者也",《灵枢·卷一·邪气脏腑病形第四》曰:"荥俞治外经,合治内腑",《灵枢·卷七·顺气一日分为四时第四十四》曰:"病在胃以及饮食不节得病者,取之于合"[1],《难经·七十四难》曰:"季夏刺俞者……,邪在脾"[2]。可见,特定穴位对胃有调节的作用。

针刺对胃运动、分泌及消化吸收功能均有重要调整作用,对胃电、胃黏膜均有影响[3]。黄裕新[4]通过针刺天枢、关元、上巨虚等穴后,经科学方法测定发现,血浆胃动素显著升高,说明针刺有效改善胃肠运动失调。张安莉[5]针刺家兔足三里后,血清 5-羟色胺、胃泌素显著上升,表明由于针刺的调整作用,可使胃窦组织 G 细胞、血液中 5-羟色胺、胃泌素含量减少,缓冲过量 5-羟色胺、胃泌素对靶细胞的刺激,从而使胃窦部位运动趋于正常,胃节律恢复正常,胃排空不受阻碍。韩根言[6]取上脘、中脘、下脘、合谷、足三里平补平泻,观察针刺对慢性胃炎患者胃泌素的影响。结果显示,针刺前慢性胃炎患者的胃泌素显著高于正常人,针刺后明显下降,与针刺前有显著差异,而与正常人相比无差异。汪令[7]通过取脾胃俞募穴治疗胃痛观察发现,针刺能使处于病理状态下的胃电振幅恢复正常,并且同疗效有密切关系,说明针刺治疗具有良性的双向调节作用,使机体达到阴平阳秘的状态。

而关于临床关于针刺的胃效应超声监测方面也开展了一系列研究,常小荣等[8]用高频 B 超观察 15 例(健康 12 例,有胃疾 3 例),针刺(左)四白、内庭,以穴左右 1 cm 为对照点,发现针刺四白、内庭及内庭右旁开 1 cm 对照点后胃蠕动频率增快、波幅增高,1 例慢性溃疡针刺后频率变慢,波幅降低,针刺内庭后频率加快、波幅增高;认为针刺四白、内庭对胃蠕动功能有特异性及双向调节的作用。邵雷[9]对 15 例(健康 7 例,胃疾

8例：胃痛史3例、浅表性胃炎4例、胃癌1例)针刺左足三里,发现13例胃蠕动频率增快、波幅增大,对照穴(委中)前后差异不显;2例(1例健康、1例浅表性胃炎),针刺前均有胃痛及腹胀感,B超示胃蠕动亢进,针后胃蠕动频率及波幅降低,胃蠕动亢进状态缓解。据上可知针刺足三里对胃蠕动有特异性影响及双向调节作用。

(一)临床研究

顾勤等选取100例胃下垂患者平分为治疗组和对照组,治疗组中脘透脐中、天枢透脐中加电,直刺足三里(双侧)并温针灸;对照组口服补中益气汤加减,对比两组效果,得出腹部透刺总有效率显著高于内治的结论[10]。

张涛[11]等通过随机对照试验,胃下垂Ⅰ度及Ⅱ度者取穴为巨阙,Ⅲ度者取穴中脘。治疗组74人总有效率占75.67%。另一项长针治疗研究120例样本,有效率为90%,治愈率达39.1%[12]。

孙德福[13]等根据胃下垂患者病情选择9~12寸粗长针,在升胃主穴进针与腹壁呈35°快速刺入皮下0.3寸,然后,沿皮下进针通过中脘向肓俞或脐左侧旁开1寸、脐左侧旁开1.5寸把针送到胃下极下1.5cm处,2~3天1个疗程。每次留针45分钟。通过对1 500例胃下垂患者的临床观察,治愈率达79.33%,总有效率98.06%,无效病例仅占1.94%。另外,通过经期疗效和远期疗效的随访,分别得出98.06%和92.01%的总有效率。

《灵枢·五邪》云"补三里,以温胃中",认为中寒不得以升发,故以下陷,故王萍等[14]在足三里、梁丘、建里采用烧山火手法治疗胃下垂,疗效显著,由此可得,寒散则气升,气升则胃复。何天有[15]认为气乃先天所生,后天所养,宜补其五脏六腑,采用背俞穴透夹脊穴治疗胃下垂,穴取膈俞、胃脘下俞、肝俞、脾俞、肾俞、三焦俞、气海俞、胃俞及与其相对应的夹脊穴。

(二)临床经验

1. 邱茂良经验

邱茂良在临床治疗本病,每于辨证施治、调补脾胃的同时,引用提胃法。其法有二:一是令患者空腹平卧,调匀呼吸,放松腹部,常规消毒后用7寸长针,从巨阙刺入,刺进皮下后,将针卧倒呈25°沿腹肌下慢慢推进,至接近脐孔后,少停,连续搓针3~5次,使针身与腹肌固定,然后将针向上提起,连续40~50分钟,中间不松手,不脱出。此时,患者腹部有强烈的酸胀和收缩感觉,从下腹缓缓上移,最后集中在胃部,便可徐徐出针。术后令患者绝对卧床休息,进半流质饮食,不宜多,给予调养3天,然后缓缓起床活动。此法一般只做1~2次。二是取双侧梁门,消毒后,用4寸长针,进针后将针卧倒,沿腹肌向下刺3.5寸,捻针得气后,双手将两针同时向上提起,此时患者腹部也有强烈的酸胀与收缩感,边提边退,经3~5分钟出针。休息片刻即可,间日1次,可连续10~20次。两种方法,操作不同,但均有举陷升清作用[16]。

邱茂良总结多年临床经验,认为胃下垂总体宜补中益气,伴气滞者宜调理中焦气机,湿食停滞宜化痰利水消食[17],特别推崇采用芒针提胃法,包括巨阙提胃法、梁门提胃法、胃周提胃法,独具特色。《灵枢·经脉》曰:"脾足太阴之脉,起于大指之端……其支者,复从胃,别上膈,注心中。"《灵枢·经别》曰:"足太阴之正,上至髀,合于阳明,与别俱行,上结于咽,贯舌中,此为三合。"巨阙透左肓俞即为此经脉、经别循行之路,芒针提胃针法通过经络感传，疏通经络气血，针之气至，直达病所，起到通调脾胃，温阳理气的作用[18]。

2. 葛书翰经验

葛书翰芒针透穴法[19]，即用7.0寸长的芒针以45°由巨阙(CV14)进针后，沿皮下缓缓向左侧肓俞穴横刺，顺时针方向捻转针柄使其发生滞针，并手持针柄与皮肤呈30°慢慢上提，时间约20分钟，再留针10分钟。

葛书翰总结胃下垂的病因有三类：体质因素、腹压因素及其他因素。① 体质因素：多见于无力型体质的人。② 腹压因素：突然消瘦或腹壁松弛，可致腹压降低，则易患胃下垂。③ 其他因素：主要见于平时缺少锻炼，肌肉与韧带无力，胃动力差，或饮食不规律等，均可引起。治疗上，葛书翰采用芒针透穴升提法，取穴巨阙透左肓俞，而巨阙至左肓俞的通路，正好相当于脾经的支脉从胃直上入膈的通路，起到了健运脾胃、提升中气之作用，从而使胃的位置得以回升。

3. 邵经明经验

邵经明治疗本病的主穴多采用中脘、足三里、胃上。配穴，如纳差、恶心、泛酸者配内关；腹胀者配脾俞、胃俞；腹部下坠或伴有腹泻者配百会；失眠者配神门、三阴交；阳虚者加灸，其他随症加减[20]。操作及疗程：中脘、足三里、内关等穴按常规操作。脾俞、胃俞用长25 mm毫针直刺13～20 mm，施平补平泻手法，胃上用75～100 mm毫针，将针沿皮刺入脂肪下肌层，针尖向神阙方向捻转斜刺入65～85 mm，施中强刺激手法，使患者胃部有酸胀上提收缩感。每日针刺1次，留针30分钟，10分钟行针1次，10次为1个疗程。休息5～7天，根据病情需要，可继针刺第2疗程。

邵经明据临床观察得出，针灸治疗胃下垂的疗效快慢、大小不完全一致，这与胃下垂的程度、患者体质及有无其他明显的并发症等因素有关。另外，胃上其属足太阴脾经，具有健脾益气升清之作用。在针刺此穴时，采用中强度刺激手法向神阙方向斜刺，可起到使肌肉松弛的胃下垂得到回升。

经大量的文献报道证实，针灸是治疗胃下垂的可选择治法。侯云霞等[21]通过对132篇关于治疗胃下垂取穴的文献整理，治疗胃下垂的针刺常用取穴按使用频次排，有以下10个穴位：足三里、中脘、气海、胃俞、脾俞、天枢、胃上、关元、百会、内关。以上常用穴位主要以任脉、膀胱经、胃经为主，并且其中的7个穴位集中分布在T_7～T_{12}神经段支配区内，而胃主要接受T_6～T_{10}节段的神经支配，也就是说常用穴主要分布在与支配胃部相同或相近的神经节段支配区内，这一联系正是针灸这些穴位治疗胃下垂，并能够获得较好疗效的重要基础。另外，足三里、百会、内关所在虽不符合以上规律，但研究表明足三里的节段性传入能够到达胸髓的上部，并且这几个穴位对于迷走神经或自主神经-内分泌-免疫系统的功能具有较好的整体性调节作用。孙炜等[22]采用数据挖掘的方法研究针灸治疗胃下垂选穴配伍规律。研究结果显示，治疗胃下垂常用的穴位依次为中脘、足三里、胃俞、气海、脾俞、百会、胃上、天枢、关元、内关、足三里(双侧)、提胃、三阴交、下脘、上脘、梁门、公孙、肾俞、建里等；95%CI较高的前7组配伍，依次为内关、胃俞配伍足三里，百会、胃俞配伍足三里，百会、脾俞配伍足三里等；在此基础上，进一步演化出了新的针灸处方3个：① 承满、建里、三阴交、上脘；② 足三里(单侧或双侧)、胃俞(单侧或双侧)、内关；③ 上脘、胃上、提胃、气海、天枢、关元、梁门。

胃下垂病位在胃,选用胃的俞募穴胃俞、中脘、下合穴、足三里补益胃气,《灵枢·邪气脏腑病形》有"胃病者,腹中膜胀、胃脘当心而痛、上支两胁、膈咽不通、食饮不下,取之三里也",《针灸资生经》有"胃俞,主呕吐、痉挛、食不下",《针灸正宗》有"呃逆……针天突以降逆,针中脘以和胃",《针灸大全·四总穴歌》有"肚腹三里留"。治疗胃下垂多采用胃经、脾经、膀胱经腧穴,中脘为胃之募穴,足三里为胃的下合穴,是胃相合于下肢阳经的腧穴,此二穴均为治疗肠胃疾病的常用腧穴,脾俞、胃俞、肾俞为膀胱经背俞穴,可反映脏腑的虚实盛衰,胃上、提胃为经外奇穴,有升提阳气之效。另外,取胃之背俞穴与胃之募穴中脘,下合穴足三里可补益胃气,脾俞、气海可健脾益气,补中和胃,百会可益气固脱,升阳举陷[23]。百会是督脉的经穴,督脉总督身之阳,且此穴为手足三阳、督脉、足厥阴经脉交会之处,能贯通诸阳经,《黄帝内经太素》曰:"阳气重上,有余于上,百会灸之";《寿世保元》云:"泄泻三五年不愈者,百会穴五七壮即愈",故百会具有升阳举陷、益气温阳作用,善治疗久病虚损有气虚阳损之证。

二、艾灸

古代称灸法为"灸焫",又叫艾灸,是以艾绒为主要材料,点燃后直接或间接熏灼体表穴位的一种治疗方法,主要有温经通络、行气活血、祛寒除湿的作用。灸法的使用历史悠久,在《黄帝内经》已经记述成熟的艾灸法,马王堆汉墓出土的帛书《五十二病方》亦有对灸法的记载。灸法在文献记载中分为火热灸法和非火热灸法,所谓非火热灸法主要指在宋代以来所记载的"天灸"或"自灸",虽带"灸"字,但其方法不同于温热刺激的灸法,天灸是利用刺激性的药物贴敷于穴位使之发泡,因为天灸具有和艾灸相同的起泡进而形成灸疮的过程,这种实质为穴位贴敷的方法才与"灸"相联系,临床灸法根据制作形式和运用方法分为五类。① 直接灸:瘢痕灸、无瘢痕灸;② 间接灸:隔姜灸、隔蒜灸、隔盐灸、隔附子饼灸;③ 艾卷灸:艾条灸、温和灸、雀啄灸;④ 温针灸;⑤ 温灸器灸。

灸法在临床应用广泛,补充了针法的不足。灸法的作用主要是温热刺激,不论是针对疾病还是用来延年益寿,其对人体的作用主要有温经散寒、行气通络、扶阳固脱、升阳举陷、拔毒泄热5个方面。

王志成[24]采用百会、气海、足三里为第1组穴,中脘、脾俞、胃俞为第2组穴。操作:患者仰卧位,在安静状态下全身放松。上午灸第1组穴,下午灸第2组穴。每穴10~15分钟,艾卷温和灸,以得气为度。Ⅲ度胃下垂用隔姜灸效果更佳,每穴5壮。每天治疗2次,15天为1个疗程,疗程间休息1周,共治疗1~3个疗程。结果:3个月无复发,占86.7%;显效的占13.3%,且全部有效、显效的4例均为Ⅲ度患者。王春光[25]等在门诊收治50例胃下垂患者,选取百会、中脘、气海,取一枚大小适宜生姜,切成薄片,放置百会上,然后取艾绒一小撮放在姜片上点燃,嘱患者闭目静坐,做深吸气,慢呼气动作,灸完百会后方可加熏灸中脘、气海,并使患者仰卧位。每次灸15分钟,每日1~2次,15天为1个疗程。1个疗程后,痊愈30例,显效14例,有效6例,全部有效。

《灵枢·经脉》认为"陷下则灸之"。艾叶辛、苦,温,能温经散寒,艾灸对脾胃有明显的强健作用,可增强胃的张力。神阙与脾、胃关系最为密切,内连十二经脉,为经络之总枢;足三里为胃之合穴,也为人体强壮穴,能调理脾胃以助运化,使胃收缩加强,增强人体对营养物质的吸收,用灸法通过此穴由经络循行迅达病所,起到温经散寒、疏通经络的目的;百会为督脉与三阳经交会穴,统一身之阳,灸之使阳气旺盛,有提补中气之功;中脘为任脉之穴,具有温中补气,升阳举陷之功;气海为人体强壮保健穴,主理气、益气。艾灸任督之脉,重在调整人体阴阳平衡,提高机体抗病祛邪,扶正升阳的特殊作用。脐部角质层薄,皮下无脂肪组织,脐下腹膜有丰富的血管网,行灸时具有穿透力强、弥散快的特点。

三、按摩和推拿

按摩疗法的起源,要比药物、针灸疗法的起源更早[26]。按摩治病,在古代史书里也有记载。《史记·扁鹊仓公列传》曰:"上古之时,医有俞跗,治病不以汤液醴酒、砭石、跷引、案杌、毒熨,一拨见病之应。"其中案杌就是指按摩。从出土文物资料来看,春秋时期已有按摩医方出现了。1973 年长沙马王堆汉墓出土医帛书《五十二病方》中,就有用按摩治疗"癃病"的方,曰:"令病者北(背)火灸之,两人为靡(摩)其尻癃也。"这是我国现存最早的按摩医方。通过这个医方可知,古代按摩是多人按摩,又指出了治疗"癃病"的按摩部位,以及它的治疗效果。

雷发声[27]采用腹部按摩、背部按摩和穴位按摩相结合的方法,观察临床 300 例胃下垂患者,其中腹部按摩包括:单掌摩全腹;双掌托腹;点揉关元、气海、天枢、中脘。背部按摩包括:点按大肠俞、肾俞、胃俞、脾俞、肝俞;提捏督脉经线。另外,还配合按揉双侧足三里、劳宫、涌泉,腹部托举按摩和腹部保健按摩操等。结果发现,痊愈占 56%;显效占 40%;有效占 3.6%,无效占 0.3%。

赵国臣[28]等采用捏提膀胱经及督脉路线以健脾和胃;采用推揉膀胱经路线,点压肝俞、脾俞、胃俞、肾俞、大肠俞、章门、期门及摩腹、揉腹等理中益气、疏肝解郁;采用捧腹托胃颤,揉按中脘,颤中脘,按梁门、天枢、气海、关元、足三里等穴以固托止痛。治疗后,症状体征完全消失者 68 例,占治疗总数的 38%。显效者占治疗总数的 52%。有效者占治疗总数的 10%。

张登山[29]等运用随息推拿的手法研究 86 例胃下垂门诊患者,1 个月为 1 个疗程,2 个疗程后评定疗效,总有效率达到了 97.7%。张登山认为气机调畅则脏腑自安,利用调理胸腹部气机,可使上、中、下三焦的气机调顺,使气机逆乱顺畅,脏腑之气得以安宁,按揉法、提拿法、掌振法疏调胃肠气机,气顺则病自安,同时增强腹肌及韧带的固定作用。托举法可直接使下垂的胃腑上提,恢复松弛的韧带。

吴宗凯[30]运用一指弹、滚法、摩法、振颤法、托法、擦法的手法,重点按摩脾俞、胃俞、肾俞、中脘、关元、足三里等穴位,总有效率为 97.5%。

王金贵[31]采用按腹、揉腹、推腹、运腹,以及辅以腧穴配穴手法治疗胃下垂,依次给予按腹、揉腹、运腹、推腹手法,最后按、揉、一指禅法作用于腹部章门、中脘和背部脾俞、胃俞,每日 1 次,15 天为 1 个疗程。总有效率达 95.5%,临床治愈 28 例(36.4%),显效31 例(40.9%),好转 14 例(18.2%),无效 4 例(4.5%),总有效率 95.5%,表明腹部推拿法对胃下垂有较好疗效。

陈宇清[32,33]立足胃下垂中气下陷,膈悬力不足,腹肌松弛这一发病机制,创立了按摩法、侧推法、展转拿、招法、揉法、运法、分法、合法 8 种胃部推拿手法治疗胃下垂。

总之,胃下垂为临床上较缠绵难愈的一种消化系统疾患,对此病的治疗,西医迄今尚缺乏比较有效的治疗方法,而中医推拿疗法具有很好的效果。中医学认为,胃下垂是由脏腑气血不足,气机不畅,脾失升降功能,中气下陷所致,所以腹部推拿是解决这些环节的有效疗法。

腹部推拿是调节脾胃升降功能极其有效的方法,人体气机升降出入出于各脏腑组织的作用,腹部推拿的方法注重脘腹的局部治疗,主要手法均施于腹部,是通过腹部的伏冲之脉直接影响冲、任、督、带四脉的功能,进而对五脏六腑十二经脉的气血发生影响,以疏通经脉,行气活血,扶正祛邪,调节脏腑,平衡阴阳,取得治疗脏腑经脉及其与脏腑经脉相连属器官的组织之目的,以促经气循行流通,促使五脏六腑气机的滋生和恢复。进而说明,运用推拿手法调节脾胃升降的功能,不仅可以治疗脾胃本体的病变,而且对其他脏腑的功能也起着重要的调节作用,有益于人体的元气资生,这正是治疗胃下垂的关键所在。

另外,腹部操作能增加腹部肌肉的力量,加强脏器自身的收缩能力和固位韧带的固位作用,提升中气,健脾和胃。背部操作的目的是补益气血,滋肾固本,改善患者体质,提高患者的抗病能力。重点操作足阳明胃经的穴位,是取其具有理脾气、调气血、补虚弱的作用。大量实践证明,按摩足三里有增加胃张力和蠕动的作用。胃俞则有理气和胃之功效,而腹部的天枢、中脘、关元、气海等穴则可调节阳明经气,加强腹壁肌肉收缩,鼓舞胃气,补中益气,提气举陷,使胃体得以恢复正常,故疗效较好。

四、穴位埋线

穴位埋线是将可吸收性外科缝线置入穴位内,利用线对穴位产生的持续刺激作用以防治疾病的方法。穴位埋线是在传统针具和针法基础上建立和发展起来的,历经了留针和埋针时期的雏形期、穴位埋线的萌芽期、临床推广应用的发展期和以辨证选线取穴为特征的成熟期。温木生在1999年编著的《实用穴位埋线疗法》是此疗法的第一部专著。此书总结了穴位埋线疗法问世40多年以来的经验和成果,引起了很大反响。

黄柳和[34]等将100例胃下垂患者随机分为挑筋割脂埋线疗法治疗组及电针对照组进行对照观察,其中治疗组主穴配以阿是穴、上脘、中脘、下脘、鸠尾、足三里、脾俞、胃俞;配穴,如气虚加气海,阴虚加三阴交,大便不调加大肠俞、天枢。结果显示,治疗组治愈率及总有效率均优于对照组。

边文祥[35]利用羊肠埋线法,选取两组:一组取左肩井、脾俞、胃俞;另一组取右肩井、胃上透神阙。观察80例胃下垂患者的疗效,结果:80例中痊愈20例(25%)、显效28例(35%)、有效3例(3.5%)、无效2例(2.6%)。由此可知,肩井为胆经的重要穴位,有升提作用,治崩漏特效,又可治子宫脱垂,此乃"下病高取""陷者举之"之意。此穴有调气作用,降气用泻法,补气则用补法。

黄巍[36]取穴胃上透神阙、中脘透上脘、胃俞透脾俞、足三里、肾俞、气海,用穴位埋线法治疗胃下垂78例,有效率为96%。并设立对照组,选穴相同而采用毫针针刺不留针,有效率为86%。两组有效率经统计学处理有显著差异($P<0.05$)。

陈淼然[37]选提胃穴(中脘旁开4寸)透肓俞(双侧)、脾俞、透胃俞、三焦俞(双侧)。

用腰穿将羊肠线置入所透穴位,最多不超过 6 次,配合中脘、足三里、关元艾灸 6 天为 1 个疗程。治疗 17 例,总有效率 95.5%。

综上所述,埋线疗法的机制有 3 种。① 穴位封闭效应:埋线前进行的局部麻醉产生的刺激冲动可起到调整脏腑、平衡阴阳、调和气血的作用;② 针刺效应:埋线时的针刺入穴位可产生酸胀感觉,同时羊肠线需要较长一段时间才能吸收,也达到埋针作用;③ 组织疗法效应:羊肠线作为一种异体蛋白,埋入穴位以后,可使人体产生变态反应和无菌性炎症,乃至出现全身反应,从而对穴位局部产生刺激作用,激发人体免疫功能,调节身体有关脏腑器官功能,使疾病得到治疗。埋线疗法的主要作用有 3 种。① 协调脏腑,平衡阴阳:埋线的各种效应及刺激作用于机体,纠正阴阳的偏胜或偏衰,可调整人体脏腑功能;② 疏通经络、调和气血:可疏通经络中壅滞的气血,使气滞血瘀的病理变化得以恢复正常;③ 补虚泻实、扶正祛邪:具有提高免疫功能、补虚扶正的作用。埋线疗法是双向的功能调整,提高了机体抗病能力,使人体恢复正常功能。总之,埋线疗法操作简便,反应较轻,疗效肯定。埋线疗法在人体内长期持续刺激穴位,通过经络作用于相应脏腑,调理脾胃气血,使其恢复正常功能,以升举阳气、提脏器,从而达到治疗胃下垂的目的。

五、穴位贴敷

穴位贴敷疗法是以中医理论为基础,以整体观念和辨证论治为原则,根据经络学说,在病体相应的腧穴上,选用适当的药物制成药饼或膏状等剂型直接贴敷于穴位,利用穴位与药物相互作用而达到治疗疾病的目的。"外治之宗"吴师机结合自己的临床经验,对外治法进行了系统整理和理论探索,著成《理瀹骈文》一书。此书中每病治疗都以膏药薄贴为主,选择性地配以点、敷、熨、洗、擦等多种外治法,涉及病种广泛,把穴位贴敷疗法治疗疾病的范围推及内、外、妇、儿、皮肤、五官等科,指出"膏药能治病,无殊汤药,用之得法,其响立应",提出"以膏统治百病",并依据中医基本理论,对内病外治的作用机制、制方遣药、具体运用等方面,做了较详细的论述,提出外治部位"当分十二经",药物当置于"经络穴……与针灸之取穴同一理"之论点。

赵会芬[38]等临床收治胃下垂 27 例,贴敷用药由黄芪 24 g,升麻 18 g,附子 20 g,五倍子 18 g,蓖麻子 30 g 组成。前四味药共捣烂,过 120 目筛网,蓖麻仁捣烂另加少许芝麻油和匀备用,取百会、鸠尾、胃俞、脾俞穴外敷,24 小时换药一次,10 次为 1 个疗程。伴恶心呕吐加内关;上腹痛甚加中脘;下腹痛甚加三阴交;便秘加支沟。经用药 4 个疗程,收到明显疗效,总有效率为 92.59%。

李贯彻[39]以熨敷神阙治疗 50 例胃下垂患者,以鲜石榴皮与升麻粉同捣(数量不定,以黏结成块为度),制成一直径 1 cm 的球形物,置于神阙,用胶布固定。将热水袋熨烫脐部(水温 60℃左右),每次半小时以上,每日 3 次,10 天为 1 个疗程。结果临床治愈 20 例,显效 15 例,有效 12 例,无效 3 例,总有效率 94%。

此外,郭秀彩等[40]证明药物经穴位的透过量、稳态透皮速率及穴位皮肤滞留量均显著高于非穴位皮肤。

腧穴对药物作用具有更高的生物利用度,作用于经穴,能迅速在相应组织器官产生较强药理效应,起到调节作用。百会为诸阳之会,为清阳升发之顶,药气吸之可聚阳气升腾,药物敷于百会等穴,可使胃肠留饮得行、得化,失和之肝胃以调和,下陷之中气得以升提而诸症皆息。现代医学研究,在胚胎发育的过程中,脐是腹壁的最晚闭合处,皮下无脂肪组织,屏障功能最弱,有利于药物的穿透吸收和贮存,脐下分布有丰富的血管及大量的淋巴管和神经,这一解剖生理特点,确不失为特殊通道[39]。

六、穴位注射

穴位注射疗法属于新针疗法之一,创立于20世纪50年代初期,而在20世纪70年代,穴位注射疗法十分盛行(称之为"水针疗法"),后来规范命名为"穴位注射疗法"。穴位注射疗法历经了肌内注射-封闭疗法-穴位封闭-穴位注射4个阶段。随着穴位注射疗法的不断成熟和发展,注射部位、注射用药和治疗范围均在不断扩大。部位由阿是穴、十四经常规腧穴发展到诸多的经外奇穴、头穴、耳穴、第2掌骨侧等;所用药物由起初的封闭用神经阻滞药(普鲁卡因等)扩展为各种中草药制剂和一系列维生素针剂。如今,穴位疗法适应证进一步扩大,其中疗效较好的有100多种,尤其是对各种疼痛性病症、肢体瘫痪及肌肉萎缩的病症、部分内脏病、神经功能障碍性疾病疗效独特。

杨卫华[41]等取一侧(一般取左侧)胃俞予氢溴酸加兰他敏穴位注射,另一侧(右侧)胃俞和双侧脾俞各予苯丙酸诺龙注射液穴位注射。同时在双侧臀部取压痛点,用16号腰穿长针头在双侧压痛点注射苯丙酸诺龙注射液。每周1次,连续治疗4次为1个疗程。效果不明显或有效需继续巩固治疗者间隔10天巩固治疗1次后观察疗效,治疗3个疗程观察疗效。结果发现,穴位注射对轻度患者有效率达100%,中度患者有效率为98.8%,重度患者有效率为78.9%,总有效率为95.87%。

王全奇[42]等用水针穴位注射治疗胃下垂102例,选穴以足三里、胃俞或脾俞为主,交替使用。若恶心、呕吐、反酸较重者加内关;上腹痛较重者加中院;下腹痛较重者加三阴交;便秘加支沟。用水针穴位注射治疗2个疗程效果不显著者,部分病例可选用10%人参注射液,50%五味子注射液进行综合疗法。

刘祖舜等[43]通过不同药物于不同经穴的反应研究,发现经脉腧穴不同对药物刺激的反应性不同。经穴有选择性发挥药理效应性质,这正是药物的归穴理论表现所在。在穴位注入某种有相对特异性的药物,如此药的性味与此经穴具有特殊的亲和作用,即归于此经。此时能显著加强穴位注射药物的效应,然后以经络为载体,把药物运送到相应区域或部位,从而发挥药物和经穴的双重作用,使药效得到加强,并且更迅速、持久。显示药效的发生与发展有经络功能的参与和协同,有一定的循经性,遵循经穴-脏腑相关原理[44]。穴位注射疗法通过针刺、穴位、药物共同作用于机体,彼此相互作用,最终达到平衡机体、治愈疾病的目的。

七、复合外治疗法

(一)针灸+埋线

李成宏[45]等研究针灸加埋线治疗胃下垂132例患者的疗效,将患者分为观察组和对照组,试验组其中足三里、气海、脾俞、胃俞进针得气后用补法,内关、梁丘、公孙、太冲行泻法,留针30分钟,留针期间每10分钟行针1次以加强针感;百会用艾条温和灸10分钟,每日1次,30日为1个疗程。对照组予补中益气汤加减治疗。连续治疗2个疗程后评定治疗效果,电话随访半年以观察长期疗效。结果发现,观察组疗效和胃体回升情况均优于对照组。

临床上关于针灸+埋线复合疗法选取的穴位相似,大都选用气海、关元、足三里、胃俞、脾俞、梁丘、内关、太冲、公孙等,穴位埋线均选用了中脘,中脘为手太阳、足少阳、足阳明、任脉之交会穴,八会穴之腑会,又为胃之募穴,乃三焦气机升降的枢纽,具有补中益气、和胃降逆之双重功效,兼能去积导滞、化痰除湿。

(二) 电针+推拿

张海军[46]选取 60 例胃下垂患者,进行随机对照研究,治疗组先针刺主穴取胃俞、中脘、足三里,中气下陷者加气海、关元、胃上,脾胃虚寒者加脾俞,接电针并留针 30 分钟,后再施以推拿治疗,推背部膀胱经第一侧线、中脘、气海、关元,掌摩腹部,掌揉腹部,掌推腹部,指揉血海、足三里、三阴交、内关,拿肩井共操作 20 分钟。每日 1 次,10 次为 1 个疗程。对照组口服多潘立酮+补中益气丸。结果发现治疗组痊愈率为 55.4%,明显高于对照组的 44.4%。

王慧[47]等采用电针配合推拿手法治疗胃下垂 47 例,电针穴位选取中脘、提胃、胃上、阴陵泉、足三里、气海为主穴。配穴,如恶心呕吐者加刺双侧内关;胃脘痛者加刺双侧天枢。留针时间每次 20~30 分钟。每天治疗 1 次,10 次为 1 个疗程,疗程间休息 1 周。推拿方面,主要是施一指禅推法于鸠尾、中脘、天枢、关元、气海,后由下向上,循逆时针方向顶托胃部,其次以一指禅推法作用于百会、脾俞、胃俞、大肠俞、足三里、阳陵泉,最后推左肩胛骨。结果发现,总有效率为 91.5%。

据有关研究报道,针刺中脘、足三里等穴对胃蠕动有兴奋及调节作用,能使弛缓的胃蠕动加深,使紧张的胃蠕动变浅,还可使幽门开放时间加速,使胃蠕动波幅增大[47]。另外,推拿治疗胃下垂有健脾和胃、补中益气的作用,其可改善患者症状,促进胃的收缩与增加胃肠蠕动。

(三) 电针+艾灸

吕洪丽[48]等采用电针配合艾灸法对 48 例胃下垂患者进行治疗,取中脘、提胃、胃上、气海,向中脘呈 45°斜刺,连接电针、毫针,电刺激肌肉颤动,同时用艾条雀啄灸百会,留针 30 分钟,出针后嘱患者平卧 2 小时。治疗期间少食多餐,每日 1 次,1 个月为 1 个疗程。48 例患者经 1 个疗程治疗后总有效率 93.75%。

陈燕琴[49]等采用电针配合艾灸法治疗胃下垂患者 51 例,电针、艾灸隔日交替进行治疗。电针取穴为天枢、中脘、上巨虚(双侧)、下巨虚、足三里、脾俞、胃俞、肾俞,每日取穴 4~5 处,交替取穴,每次 25~30 分钟,10 次为 1 个疗程,每 1 个疗程结束后休息 3 天,再行第 2 疗程,一般以 3 个疗程为限。隔日施以艾灸,艾灸取穴以关元、神阙、足三里为主,每次艾灸时间为 30 分钟。51 例患者中基本治愈占 56.8%,显著疗效占 19.6%,好转占 15.6%,无效占 7.8%,总有效率为 92.2%。

(四) 艾灸+推拿

张建国[50]在腹部采用点法、振颤法、揉法、按法,背部采用按揉法、振颤法,肩部采用拿法,肩胛部采用插法,推拿结束后施以灸法,以姜片置脐部用艾条悬灸,每日 1 次,15 天为 1 个疗程,总有效率达 93%。

(五) 超声波腹部按摩+药物导入

林任萍[51]选择 100 例胃下垂住院患者,随机数字表法分为对照组和观察组,每组各 50 例。对照组患者给予多潘立酮口服,观察组患者予对照组治疗基础上,增加超声波腹部按摩联合升阳益胃汤药物导入,升阳益胃汤组成为黄芪、半夏、人参、炙甘草、白芍、防风、羌活、独活、陈皮、茯苓、泽泻、柴胡、白术、黄连。经多次粉碎后筛取 150 目以上粉末,导声膏与细粉末按 2∶1 比例充分混合为导声药膏,持续治疗 3 个月。治疗后,对照组总有效率 80.0%,观察组总有效率 94.0%,差异有统计学意义(P<0.05)。

八、其他特色疗法

杨晓荣[52]运用 DL－ZII 型电疗机治疗 46 例胃下垂患者,选用感应频率 100 Hz,空载电压>150 V,两支电极板用纱包包上,用冷水浸湿。采用穴位有上脘、下脘、梁门(双侧)、中脘、气海、天枢(双侧)、足三里(双侧),每对穴位 4~5 分钟,使电极板与皮肤紧密接触,电流强度,以患者有刺麻感,并可见腹部肌肉明显收缩为宜。每日 1 次,20 次为 1 个疗程,一般轻度胃下垂只需 1 个疗程,中度胃下垂 2~3 个疗程,重度胃下垂(6 cm)以上的需 4~6 个疗程。经治疗后,经 X 线钡餐造影复查,大部分胃下垂提高为正常部位力低下,治愈率达 95%以上。采用感应电兴奋治疗,兴奋起主导作用,采用感应电疗机,作用于一些穴位产生一种轻度的刺激,提高神经肌肉兴奋度,调整功能,而增加胃张力,使下垂的胃复位。

王顺成[53]等运用中药护胃带治疗 96 例胃下垂患者,护胃带中的中药芯对准神阙束于腰际,中药芯是由升麻、白术、柴胡、太子参、桂枝、干姜、丁香、冰片、磁片等组成,每天早上起床前用双手托腹上揉按摩 2 次。本组治疗 96 例,痊愈 75 例(78%),显效 20 例(21%),无效 1 例(1%),总有效率为 99%。护胃带最多用 2 个月,最少用 15 天。护胃带用于神阙可补中益气,使腹壁的各层组织不断发生收缩,肌张力增强,其兴奋可使传导内脏器官调节其功能,改善血液循环,连接调节神经系统功能[54]。此部位的循环经络是太阳神经丛,是经脉所通,是汇合冲、任、督脉之枢纽,在经络上是奇经八脉的"任脉之所",任脉又是神气通行之门户,"脐为后天之气台,为生命之蒂"。刺激脐部可使胃肠道黏膜分泌前列腺素,防止胃酸过量分泌,保护胃肠张力;脐又具有皮肤菲薄、敏感度高、含有大量微血管、渗透力强、药力吸收快等特点。

李道本[55]等运用多功能气压胃托治疗 108 例胃下垂患者,嘱患者仰卧,臀部抬高,并作吸气动作(此时胃体上移),将按摩球对准下脘,戴上胃托,然后根据胃下垂程度加气压患者起床后可正常活动,根据饥饱变化和腹带松紧,随时用气球调节腹带的松紧程度,使腹部经常保持一定的压力,防止胃体下滑。睡觉时将腹带解 1 个月为 1 疗程,治疗 3 个疗程后复查。经治疗后,痊愈率 51.9%,显效率 32.4%,有效率 12%,无效率 3.7%,总有效率 96.3%。多功能气压胃托是根据中医学"内病外治"理论、经络学说和物理原理,它由腹带、气囊、气球、药物垫、按摩球等部件组成。

九、不足和展望

目前胃下垂的西医治疗方面主要以对症治疗为主,而运用中医外治治疗胃下垂可弥补西医之不足,这是一般药效所不能比拟的。且外治手段多样化,副作用小,疗效持久,是目前及今后科研的重点内容,治疗胃下垂具有广阔的前景,但也存在一些问题亟待解决:① 目前的临床研究多为小样本,无严格的随机对照和盲法,影响了各临床试验之间的可比性,缺乏随访及远期疗效统计。② 目前对本病辨证分型和疗效判断缺乏统一标准,导致分型过多,不利于经验总结和理论升华。③ 临床研究内容多,而动物实验研究少,从研究胃下垂的西医发病机制及胃肠动力的改变来研究中医外治对胃下垂的作用研究少。今后的研究应该更注重科研设计,开展大样本、多中心、高质量的临床试验,总结出一套经济、可行、疗效确切、可推广的中医外治治疗胃下垂的方案。

参 考 文 献

[1] 田代华,刘更生.灵枢经[M].北京:人民卫生出版社,2005:8-15,93.

[2] 秦越人.难经[M].北京:科学技术文献出版社,1996:35-37.

[3] 王朝辉.常见胃病体针治疗近况概述[J].通化师范学院学报,2002,2(2):60-63.

[4] 黄裕新.针刺可促进胃动素分泌[J].山东中医杂志,1997,16(5):44.

[5] 张安莉.针刺调整旋转法实验性家兔5-羟色胺、胃泌素的研究[J].中国针灸,1997,17(5):299.

[6] 韩根言,孙辉.针刺对慢性胃炎忠者胃泌素的影响[J].上海针灸杂志,1996,15(3):9,10.

[7] 汪令.针灸治疗胃痛17例临床观察[J].针灸临床杂志,1995,11(3):5,6.

[8] 常小荣,严洁,易受乡,等.B超显像釜刺足阳明经四白、内庭对胃蠕动功能的影响[J].中国中医药信息杂志,1996,6(2):26,27.

[9] 邵雷.B超显像下观察针刺对胃蠕动的影响[J].针灸临床杂志,2000,16(10):53,54.

[10] 顾勤,张益辉.腹部透刺为主治疗胃下垂50例[J].按摩与康复医学,2014,5(10):31,32.

[11] 张涛,包纯安,刘畅,等.长针提胃法治疗胃下垂74例疗效观察[J].中国针灸,1995,(5):19,20.

[12] 徐笨人,葛书翰.针刺治疗胃下垂120例疗效观察及原理初步探讨[J].辽宁中医,1979,(5):39-41.

[13] 孙德福,于生和,范培珍,等.粗长针治疗胃下垂1500例临床总结[J].针灸学报,1992,(3):19-21.

[14] 王萍,江宁.烧山火手法治疗胃下垂50例[J].中医外治杂志,2005,15(6):43.

[15] 何天有.针刺背俞透夹脊治疗胃下垂60例[J].中国针灸,2003,23(8):8.

[16] 邱仙灵.邱茂良教授谈针灸治疗胃下垂[J].江苏中医,1994,15(3):23.

[17] 吴中朝,何崇.邱茂良教授消化道疾病针灸"三宜"治略[J].中国针灸,2012,32(4):94-98.

[18] 曾祥红,李倩倩,李芳,等.针灸治疗胃下垂研究进展[J].河南中医,2016,36(1):182-184.

[19] 包永欣,葛继魁,李俊,等.葛书翰主任医师针灸治疗胃下垂经验[C].苏州:第二十二届全国中西医结合消化系统疾病学术会议.2020,(2):111,172.

[20] 邵素菊.邵素霞.邵经明教授临证用穴规律探讨[J].中国针灸,2006,26(2)：126-128.

[21] 侯云霞,陈少宗.针灸治疗胃下垂的取穴规律和经验分析[J].针灸临床杂志,2013,29(7)：70-72.

[22] 孙炜,翟培杞,董迹菲.基于数据挖掘的针灸治疗胃下垂选穴配伍规律的文献研究[J].上海针灸杂志,2015,34(6)：588-591.

[23] 王启才.针灸治疗学[M].北京：中国中医药出版社,2004：75.

[24] 王志成.艾灸治疗脾胃气虚型胃下垂30例[J].中国针灸,2006,26(12)：895.

[25] 王春光,王志理,叶秀华,等.灸法治疗胃下垂50例[J].河南中医,1991,19(1)：52.

[26] 中国医学百科全书编委会.医学史[M].上海：上海科学技术出版社,1987：72.

[27] 雷发声.按摩治疗胃下垂300例体会[J].按摩与导引,2007,(5)：15,16.

[28] 赵国臣,郭铁贞,刘敬先.按摩治疗胃下垂180例临床体会[J].按摩与导引,2005,21(7)：24.

[29] 张登山,王敏勇.随息推拿法治疗胃下垂86例[J].河北中医,2008,(8)：845,846.

[30] 吴宗凯.推拿手法治疗胃下垂82例[J].天津中医学院学报,2001,20(3)：58.

[31] 王金贵.腹部推拿法治疗胃下垂的临床观察[J].天津中医,1999,16(3)：11,12.

[32] 周运峰,李言杰.陈宇清推拿治疗胃下垂手法探析[J].河南中医,2015,35(4)：886-888.

[33] 陈宇清.胃病推拿法[M].郑州：河南人民出版社,1963：4-57.

[34] 黄柳和,孔令深,练汉健,等.挑筋割脂埋线疗法治疗胃下垂疗效观察[J].中国针灸,2002,(6)：16,17.

[35] 边文祥.埋线治疗胃下垂80例[J].上海中医药杂志,1984,(7)：11.

[36] 黄巍.穴位埋线治疗胃下垂疗效分析[J].上海针灸杂志,1994,13(5)：200.

[37] 陈淼然.穴位埋线加灸治疗胃下垂22例临床观察[J].上海针灸杂志,1996,(3)：17.

[38] 赵会芬,李志梁.中药外敷治疗胃下垂[J].中医外治杂志,2001,10(5)：30,31.

[39] 李贯彻.熨敷神阙穴治疗胃下垂50例[J].中医杂志,1992,(11)：42.

[40] 郭秀彩,刘霞,徐月红,等.白芥子涂方穴位与非穴位给药皮肤渗透特性的比较研究[J].中国中药杂志,2012,7(37)：1034,1035.

[41] 杨卫华,郭石英,马红霞.穴位注射治疗胃下垂121例疗效观察[J].河北中医,2010,32(9)：1386,1387.

[42] 王全奇,李家康.水针穴位注射治疗胃下垂102例临床报告[J].湖北中医杂志,1979,(2)：49-51.

[43] 刘祖舜,周爱玲,丁裴,等.膀胱经臀段的神经解剖特征CB-HRP的逆行示踪研究[J].中国针灸,1997,17(5)：34.

[44] 王清跃.穴位注射的临床作用及机制的研究进展[J].中国中医药现代远程教育,2013,11(18)：160,161.

[45] 李成宏,楚胜,李文明.针灸加埋线治疗胃下垂的临床观察[J].辽宁中医杂志,2008,36(8)：1231-1233.

［46］张海军.针推并用治疗胃下垂 60 例［J］.上海针灸杂志,2006,25(5)：31.

［47］王慧,王军花.电针配合推拿手法治疗胃下垂 47 例［J］.新中医,2001,33(9)：
48,49.

［48］吕洪丽,张曼君,王翠华.电针配合艾灸法治疗胃下垂［J］.山东中医杂志,2005,
20(5)：380.

［49］陈燕琴.电针配合艾灸治疗胃下垂 51 例［J］.中国中医药,2013,11(13)：47,48.

［50］张建国.推拿加艾灸神阙穴治疗胃下垂 43 例［J］.山东中医杂志,2002,21(8)：82.

［51］林任萍.超声波腹部按摩联合药物导入治疗胃下垂的临床观察［J］.中国医药科学,
2018,8(15)：244 - 246.

［52］杨晓荣.DL—ZII 型电疗机治疗胃下垂 46 例［J］.现代医药卫生,2005,2(18)：
2481 - 2482.

［53］王顺成,王金龙.中药护胃带治疗胃下垂 96 例观察［J］.时珍国医国药,2002,
13(11)：678.

［54］谢晶日,郭宝生.升胃穴并用升胃饮治疗胃下垂 47 例［J］.中医学报,2000,
28(3)：131.

［55］李道本,刘占奎.多功能气压胃托治疗胃下垂 108 例［J］.中国中西医结合脾胃杂
志,1999,7(1)：182.

第七章 胃下垂的中西医结合治疗

近年来,随着饮食结构改变、生活节奏加快、社会心理等因素影响,我国胃下垂的发病率较高,有研究[1]报道 3124 例 X 线钡餐造影检查,结果发现胃下垂的总体发生率为9.80%。现代医学对其发病的病因、机制及治疗方法仍然面临着一系列亟待研究和解决的问题。胃下垂主要是与膈肌悬吊力不足,胃膈韧带、肝胃韧带松弛,腹内压下降,腹肌松弛等因素有关。胃下垂患者表现为纳差、乏力、饭后胃胀,形体消瘦,每因饮食不节而呕吐,胃脘胀痛,嗳气。目前西医临床上主要以对症治疗为主。中医根据辨证论治选取不同方药,并配合针灸、推拿、穴位埋线等方法取得显效。中医学强调整体观念、辨证论治,已逐渐成为我国胃下垂治疗手段之一。国内学者采用中西医结合治疗已取得较好的临床疗效。对此,在现代医学明确诊断的基础上,如何选择中西医结合治疗的时机,发挥中西医结合的优势,是我们面临的重要临床研究问题,应当看到中医药与西药结合应用对提高临床疗效,降低复发率,提高生活质量的明确优势。目前针对此病的发病特点及临床表现,越来越多的医者选用中西医结合的方式对此病进行治疗,以提高胃下垂的临床诊疗。

第一节 中西医结合治疗思路

一、中西医结合治疗的目的

胃下垂中西医结合治疗的目的是为了改善临床症状,防治并发症,降低住院率、复发率,降低西药副作用,提高患者的生存质量。

二、中西医结合治疗的优势

中西医结合治疗方式可以实现治疗方案的个体化,优势互补,具有临床疗效好、复发率低、副作用小等特点,治疗手段更多样,形式方案更灵活。

(一)辨病与辨证结合

辨病与辨证都是对疾病过程的认识,都是以疾病的临床表现为依据,然而辨病是对整个疾病过程的辨析,以明确疾病诊断为目的,从而为疾病治疗提供依据;辨证则是对疾病某一阶段证候的辨析,以明确证候的原因、性质与病位为目的,从而根据证候确定治法与遣方用药,治疗疾病。辨病是对整个疾病发生、发展、转归的认识,具有一定的疾病固有性;由于个人体质、生活习惯、气候因素等方面的影响,疾病在某一阶段会表现出不同的病理变化,辨证则是对疾病演变过程中某一阶段的具体认识。在疾病诊疗过程中,将辨病与辨证相结合,可更加深入、全面、正确地认识病情与疾病发展趋势,对指导疾病的治疗具有重要的价值。胃下垂属于西医病名,根据其临床表现将其可归属于中医学"胃缓""胃下""胃脘痛""胃痞"等范畴。胃下垂根据下垂位置分为轻、中、重三度，中医将胃下垂分型根据临床表现辨证，目前尚无统一的辨证标准，在对胃下垂进行中西医结合诊断时，建议先运用西医方法将其辨病、分型，确定属于胃下垂，根据临床表现与相关信息进行中医辨证分型，将胃下垂分型诊断具体化、中西医结合诊断精确化与统一化，对中西医结合治疗具有积极作用。景忠良等[2]分3型治疗胃下垂，饮食停滞型用保和丸加减，中气下陷型用补中益气汤加减，胃阴不足型选麦门冬汤加减。治疗结果发现显效58例，有效86例，无效6例，总有效率96%。刘玉材[3]将胃下垂分为5型，中气下陷型用补中益气汤加减，肝胃不和型用逍遥散加减；虚实夹杂型用枳术丸加减；阴虚火旺型用麦门冬汤加减；瘀血阻滞型用膈下逐瘀汤加减，经治疗1~3个月，痊愈63例，显效16例，好转6例，无效5例，总有效率为94.4%。由此可见，通过将胃下垂分型辨证论治，辨病与辨证相结合，对提高临床疗效大有裨益。

（二）整体与局部结合

中医诊断疾病在整体观念的指导下，认为人体是一个有机的整体，构成人体的各脏腑、组织、器官之间在结构上不可分割，在功能上相互协调，互相补充，在病理上相互影响，知常达变，预防疾病传变。注重胃下垂的早期诊断，预防传变，对胃下垂的治疗具有重要意义。西医诊断疾病采用的是现代技术，多注重局部病变部位的深入检查，确保局部病变诊断的准确，以达"急则治标"的目的。中医学认为胃下垂的病因与先天禀赋不足、劳倦过度、饮食失节、内伤七情等，伤其脾胃，以致脾胃虚弱、中气下陷，升降失常，胃肠功能失调，纳食减少，味不能归于形，更使形体消瘦，肌肉不坚，形成胃下垂。胃下垂的病位在胃，与脾、肝、肾相关。脾胃为气机升降之枢纽，关乎他脏的功能状态，同样，其他脏腑的功能正常与否又能影响脾胃气机的升降出入。故胃下垂之治，现代名家多认为重在调治脾胃，而又宜兼调他脏。王新陆[4]在胃下垂的辨治中，不唯注重调治脾胃，还据证权变肺肝肾的证机影响。徐景藩[5]治疗胃下垂，多从脾、肝、肾三脏入手，治疗大法采用调中理气法、疏肝和胃法、温肾化饮法三法论治。颜正华[6]也认为，胃下垂从病位上看首属脾胃，涉及肝、肾、肠等脏腑。病证虽以脾虚气陷为主，但常兼有肝胃不和、气阴两虚、气虚兼瘀、胃肠停饮等。临床多见气虚、气滞、血瘀、食积、痰饮相互夹杂，所以要围绕脾虚气陷，关注脏腑、气血、痰、食等复杂因素。李寿彭[7]认为本病之根本在于脾胃脏腑功能失调，本是虚证，但又因运化障碍，气机阻滞，且日久入络，又有血瘀内停，更可夹湿、夹饮，故多呈虚实夹杂、正虚邪实或本虚标实之证。不能执着于补中益气一法，处方用药之时，应以辨证为主，辨证准确方能对症下药，总结出补中益气、疏肝和胃、温肾化饮、活血化瘀四法。西医采用的是现代技术，如X线钡餐造影、胃电图、内镜、超声等检查，多注重局部病变部位的深入检查，对临床确诊胃下垂及分度大有帮助，同时为选择治疗方案提供依据。而中医学既重视局部病变和与之直接相关的脏腑，更强调病变与其他脏腑之间有关系，并根据生克制化理论来揭示脏腑间的疾病传变规律，认为人体某一局部的病理变化，往往蕴含着全身脏腑气血阴阳盛衰的整体信息。因此，采用整体与局部结合的中西医结合治疗，具有很好的临床疗效。

（三）宏观与微观结合

宏观辨证是指传统中医学运用望、闻、问、切四诊合参的方法对疾病加以辨析。微观辨证是指运用现代医学各种实验室或辅助检查结果对疾病加以辨析。微观辨证是对传统宏观辨证的进一步补充与发展,宏观与微观结合对疾病诊断具有重要的指导意义。电子内镜的应用,丰富了传统宏观辨证的内容,内镜检查通过测量门齿至幽门距离-门齿至贲门口距离来判断胃的长度,内镜下仔细观察胃的动力分型,如动力为弛缓型和反流型,则是胃下垂的诊断依据之一,使胃下垂的诊断更加直观、深入。有学者[8]将胃下垂患者穴位伏安曲线进行定性定量分析,结果发现人体的穴位及对照点伏安曲线具有非线性和惯性两大特征,同时与对照点比较,穴位的低阻抗特征并非普遍存在,而穴位的低惯性特征较具普遍性,其中发现梁丘的惯性面积和伏安面积两项指标均明显大于正常人,因此梁丘对胃下垂的检测可能具有特异性。

目前国内研究方向大多数集中在胃下垂的中医药治疗与其影像诊断方法上,而研究不同证型与胃肠动力指标的相关性,宏观与微观相结合的思路,对于胃下垂机制的探究、辨证施治提供了新的思路和方法。

有研究[9]收集胃下垂中肝胃不和、脾虚饮停两个主要证型的 27 例患者及 13 例健康对照者的 24 小时的胃及十二指肠同步测压结果,分析胃肠动力学指标与中医证型分布的关系。结果发现,肝胃不和及脾虚饮停两个证型之间在动力学指标、心理因素、临床症状上有一定差异性。而脾虚饮停证在胃肠动力学指标、临床表现方面,更具特异性,并可能存在肌源性发病机制。吴鸿宾[10]等对 180 例中医诊断为胃缓者进行无低张胃双对比造影检查,并进行 X 线测量,X 线检查采用胃气、钡双重对比造影检查,不使用低张药物。脾虚气陷型在张力和下垂度两方面分布均较广泛,但以中重度胃无力与胃下垂者多见。以上提示胃阴不足型在张力和下垂度两方面分布也较广泛,但以轻度胃无力与胃下垂多见。脾虚气陷型有空腹潴留液者多且量较大,常有胃蠕动微弱、幽门痉挛,排空延缓等表现,但合并胃炎少见。胃阴不足型有空腹潴留液者少且量较小,常有胃蠕动亢进进、幽门较松弛、排空增速等表现,而合并胃炎多见。

第二节　中西医结合治疗之现状

一、中西药结合内治法

目前西医临床上主要以对症治疗为主。中医学强调整体观念、辨证论治,已逐渐成为我国胃下垂治疗手段之一。国内学者采用中西医结合治疗已取得较好的临床疗效。成敬锋[11]等研究发现,治疗组给予中成药补中益气丸,加西药多潘立酮片联合治疗,对照组患者只给予多潘立酮片,结果发现治疗组疗效较好。这提示补中益气丸与多潘立酮片联合应用,可发挥中西医各自的优势,增强胃动力和吸收功能,调节神经内分泌功能,加速胃排空,促进胃壁肌肉弹性回缩。苏顺庭[12]运用中医辨证加西药治疗胃下垂42 例,全部病例均以脾胃气虚为主,其中伴有血虚者,中西组 6 例,西药组 4 例;伴虚寒者,中西组 2 例,西药 1 例;伴肝胃不和者,中西组 5 例,西药组 6 例。结果发现,中西组治愈 22 例,占 52.4%;好转 17 例,占 40.5%;无效 3 例,占 7.1%;总有效率 92.9%。西药组治愈 6 例,占 15%;好转 15 例,占 37.5%;无效 19 例,占 47.5%;总有效率 52.5%。两组疗效比较有明显差异($P<0.01$),结果是中西组疗效优于西药组。周际江[13]运用中西医结合方法治疗胃下垂 62 例,中药组予补中益气汤加减(黄芪、党参、枳壳、升麻、柴胡、

甘草、五味子、陈皮、当归、茯苓、白术,兼有便秘加麻仁;腹痛甚加延胡索;泛酸加海螵蛸、贝母;呕恶加姜半夏、苏叶;腹泻加补骨脂、石榴皮)治疗;西药组予苯丙酸诺龙针剂肌内注射,两者联合应用治疗,结果发现中西医结合联合治疗的总有效率98.4%。周庆荣[14]用自拟中药升胃散加马来酸曲美布汀片治疗86例胃下垂患者,30天为1个疗程,治疗2~3个疗程后评定疗效,结果发现胃下垂Ⅰ度者均痊愈,Ⅱ度者痊愈率68%,Ⅲ度者痊愈率25%,总有效率90%,升胃散为主治疗胃下垂疗效满意,但胃下垂程度对疗效影响较大。

二、中西医结合外治法

杨卫华[15]等使用穴位注射苯丙酸诺龙治疗胃下垂52例,选取阿是穴、脾俞、胃俞、中脘、气海(或关元)穴。他认为苯丙酸诺龙注射液有增强蛋白质合成、促进正氮平衡作用,并系油剂,吸收较慢,局部刺激维持时间较长。氢溴酸加兰他敏有可逆性抗胆碱酯酶作用,能改善神经肌肉间的传导,可提高胃的紧张力,增加应激性。在压痛点和穴位同时大剂量注射,可发挥更大的治疗作用,从而改善症状,使下垂的胃提升。李耀丽[16]使用多功能脉冲调制中频治疗仪进行脉冲直流药物导入法集药疗、电疗、热疗于一体,能增强消化功能,促进胃肠蠕动,改善消化功能障碍,发现此法疗效确切,且操作简便、价廉、安全有效,治疗无痛苦,无副作用,易为患者接受,是辅助治疗老年胃下垂较好的方法。常小荣等[17]用B超观察90例(分6组),针刺梁丘(左侧)、伏兔、足三里、上巨虚、冲阳及内庭,穴位左右开1 cm为对照点;发现针刺足三里、上巨虚、冲阳及内庭后胃窦面积增大,针刺足三里及冲阳后胃窦上下径增大,针刺足三里后胃窦前后径增大。他认为足三里可增强胃的运动功能,足阳明胃经下肢段穴位对胃运动有特异性影响。邵雷[18]通过针刺对15例对象(健康7例,胃疾8例,其中胃痛史3例、浅表性胃炎4例、胃癌1例)左侧足三里,发现有13例出现胃蠕动频率增快、波幅增大,而对照穴(委中)胃蠕动的前后差异不显;对2例(1例健康,1例浅表性胃炎)进行针刺,针刺前均有胃痛及腹胀感(B超示胃蠕动亢进),针后胃蠕动频率及波幅降低,胃蠕动亢进状态缓解。因此,他认为针刺足三里对胃蠕动有特异性影响及双向调节作用。

三、中西医结合内外联合治法

杨涛[19]将92例患者分为对照组和治疗组,两组均给予临床常规治疗。对照组予胃复安片、维生素B$_6$治疗,治疗组予举陷平胃通降汤联合掌振顶托按摩法治疗。掌振顶托按摩法,取穴:鸠尾、中脘、气海、天枢。主要手法为掌振法、顶托法,辅以一指禅推、按法、摩法。两组均以14天为1个疗程,2个疗程后比较疗效。举陷平胃通降汤中黄芪、党参补中益气,升阳举陷;升麻、葛根、柴胡清热解毒,升举阳气;桂枝沟通阴阳,开腠理,抑肝气,扶脾土,助阳化气;苍术健脾燥湿,消痰导滞;枳实破气消积,化痰散痞;厚朴燥湿消痰,下气除满;砂仁为开脾胃之要药,和中气之正品;炙甘草调和诸药为使。全方共奏升阳举陷、平胃消积、通降有序之功,使中气足则脾胃自可恢复健运之常,升降复则上下内外阴阳自调。掌振顶托按摩法中掌振是振法的一种,此法以温补为主,通调为辅,适用于全身各部位和穴位,具有和中理气,祛瘀消积,调节胃肠的功效。龚举君[20]治疗组给予补中益气汤加磁疗胃垫,在腹部系上磁疗胃垫(松紧自感舒适为度),尽量将胃托起,随着胃体逐渐上移,胃垫所置之处也逐渐上移,直到病愈为止。磁疗胃垫可自制,方法是用双层柔软棉布缝制宽 15 cm、长 25 cm 的长方形胃垫,尺寸大小可因人而异,两层面布间衬以数层纱布,并将 5 颗薄形小磁铁置于其间,磁铁分别固定在长方形胃垫靠四角处和中心点,磁铁不能裸露在外,胃垫四角分别缝上系带,以备固定之用,磁铁根据条件可多用,但必须均匀分布在胃垫上。结果比单用补中益气汤疗效明显提高。

第三节　中西医结合治疗之展望

目前对胃下垂的治疗方法主要有西医治疗,临床上主要运用多潘立酮等治疗,药物使用单一,长期服用有较多的不良反应,中医药治疗具有疗效稳定,毒副作用小的特点,其中尤以中西医结合的疗法最为理想。中医在于重视整体观念,通过平衡阴阳,扶正祛邪而达到治疗的目的,正如"阴阳和,病乃愈"。西药通过拮抗上消化道多巴胺受体,促进上消化道的胃肠蠕动与张力恢复正常,加速餐后胃排空,增进贲门括约肌的紧张性;促进幽门括约肌餐后蠕动的扩张度,恢复胃窦与十二指肠协调性,有效地解除上消化道动力学障碍,疗效发挥快。中西医有机结合,取长补短,即能发挥最好的疗效。中西医结合治疗胃下垂目前已取得很大的进步,中西医结合并治,把握辨病与辨证、整体与局部、宏观和微观三大原则,采取个体化治疗方案,在方法上采取多学科相结合,在给药途径上内外并治,在治疗方法上有所创新,运用标本兼治的辨证思维,随症加减的灵活用药特点,疗效上有了很大的肯定。

经过多年的研究,中西医结合在治疗胃下垂方面取得可喜的成绩,同时具有广泛的适用性,但也存在一些问题亟待解决:① 目前对本病辨证分型和疗效判断缺乏统一标准,导致分型过多,不利于经验总结和理论升华。② 临床研究内容多,而动物实验研究少。③ 科研设计欠严密,缺乏多中心、大样本率的随机、对照、双盲研究,疗效的重复性差,无法与国际接轨。④ 缺乏统一的分级量化指标。⑤ 临床报道有效品种繁多,需进一步筛选,开发出真正有效的药物,研制出携带方便的剂型。因此,期望能够建立及规范中西医结合治疗为一体的诊疗指南和共识意见,并进行推广应用,从而进一步有助于中西医结合治疗胃下垂的水平提高,更好地服务于广大患者。

参 考 文 献

[1] 张有军.胃下垂与年龄、性别相关性的 X 线研究[J].泰山医学院学报,2013,34(10):752 - 754.

[2] 景忠良,翟瑞.辨证治疗胃下垂 150 例疗效观察[J].实用中医内科杂志,2009,23(11):59.

[3] 刘玉材.辨证治疗胃下垂 90 例临床观察[J].江苏中医,2001,22(1):26,27.

[4] 王中琳.王新陆运用升降法治疗胃下垂的经验[J].中医药信息,2010,27(5):43,44.

[5] 刘子丹,郭尧嘉,何璠,等.国医大师徐景藩诊治胃下垂的经验撷萃[J].中华中医药杂志,2014,29(2):461 - 463.

［6］张冰,高承奇,邓娟,等.颜正华教授治疗胃下垂经验[J].中华中医药杂志,2006,21(6):354,355.

［7］牟昭霓.李寿彭主任医师治疗胃下垂经验介绍[J].新中医,2015,47(5):26,27.

［8］王彩虹,沈雪勇,张海蒙,等.胃下垂患者穴位伏安曲线的定性定量分析[J].中国针灸,2000,(7):4,29－31.

［9］彭薇淇.胃下垂的常见中医分型与胃肠动力学指标的相关性研究[D].广州:广州中医药大学,2013.

［10］吴鸿宾,王秀玲.中医胃缓症的 X 线观察[J].福建中医药,1991,22(3):27－29.

［11］成敬锋,陈小燕,周永均.中西医结合治疗胃下垂 107 例临床观察[J].中国医学创新,2010,7(9):111,112.

［12］苏顺庭.中西医结合治疗胃下垂 42 例分析[J].时珍国医国药,1999,10(11):859.

［13］周际江,项新华.中西医结合治疗胃下垂 62 例[J].浙江中西医结合杂志,2005,15(1):25,42.

［14］周庆荣.中西医结合治疗胃下垂的临床研究[J].现代中西医结合杂志,2004,13(16):2137,2138.

［15］杨卫华,郭石英,马红霞.穴位注射治疗胃下垂 121 例疗效观察[J].河北中医,2010,32(9):1386,1387.

［16］李耀丽.中频治疗仪治疗老年胃下垂的疗效观察及护理[J].青海医药杂志,2012,42(9):32,33.

［17］常小荣,严洁,易受乡,等.B 超显像釜刺足阳明经四白、内庭对胃蠕动功能的影响[J].中国中医药信息杂志,1996,6(2):26,27.

［18］邵雷.B 超显像下观察针刺对胃蠕动的影响[J].针灸临床杂志,2000,16(10):53,54.

［19］杨涛.举陷平胃通降汤联合掌振顶托按摩法治疗胃下垂[J].中医学报,2018,33(7):1349－1354.

［20］龚举君.补中益气汤结合磁疗胃垫治疗胃下垂 25 例观察[J].实用中医药杂志,2009,25(12):794,795.

第八章 当代名医诊治经验

第一节 徐景藩经验[1]

徐景藩将胃下垂归纳以下临床特点：① 多见于体形瘦弱,身材修长的女性患者,体重与身高不甚相称,呈"负重"型。② 大多精神体力差,不耐劳累,饮食稍多则自觉胃脘痞胀不适,腹部或坠胀感,饮水稍多则胃中常有辘辘之声,平卧时可缓解。③ 不单独为病,常与溃疡或胃炎相兼为病,而有嗳气、痞胀、嘈杂、隐痛等相应的症状,部分患者可伴有肝、肾、子宫等其他脏器下垂的表现。④ 本病不易发现,不能早期治疗,失治误治,反复发作,难以治愈,严重影响患者生活质量。本病病机以中焦脾胃虚弱为本,以气滞、水湿、痰饮为标,另外,肝气郁滞影响脾胃气机升降,可加重气滞,肾虚水湿痰饮易生,各种因素相互兼杂,终致胃下垂。故徐景藩认为胃下垂与脾(胃)、肝(胆)、肾相关。徐景藩临床主要从 3 个方面对此病进行分型论治。

1. 调中理气法

症见脘腹坠胀,饮食不多,饥时胃中不适,稍多饮食则觉脘胀,伴神倦乏力、脉细弱或濡,舌苔薄白等,治以补益脾胃,兼以理气。此法适用于一般胃下疾患,临床最常见。此法特点即补气与理气共用,寓补于通,使气虚与气滞得以兼顾,即徐景藩之通补法,为治疗之关键,方选调中理气汤,常用药如黄芪、党参、白术、炙升麻、怀山药、炙甘草、炒枳壳、广木香、炒陈皮、红枣等。若遇寒则症状尤甚者,加入高良姜,若胃脘隐痛喜暖喜按,酌加桂枝或甘松以温中,并配加白芍。

2. 疏肝和胃法

症见自觉胃脘痞胀,甚则胀及胸胁,嗳气较多,得嗳则舒,食后尤甚,故常需走动或用手按揉,否则消化不良,脉象小弦或细弦,舌苔薄白等,上述症状发生及加重,往往与情志因素有一定的关系。治以疏肝和胃。此法适用于胃下垂疾患伴有明显情志不畅者,或妇女原有或伴有血虚证,易肝气郁滞者。此法为疏肝理气与健胃和中相配之法,旨在疏调肝胃之气,增强消化功能,体现徐景藩"治胃不忘调肝"之特点,方选疏肝和胃方,常用药如紫苏梗、炙柴胡、炒白芍、炒枳壳、香附、佛手片(或佛手花)、白檀香、当归等。若性情抑郁,胸闷不畅,加合欢花、广郁金、百合;若腹胀甚者及于小腹者加乌药、炒小茴香、防风;若神倦乏力、口干欲饮、舌苔薄净,病久肝胃阴虚者,配加川石斛、乌梅、麦冬、木瓜、枸杞子,去檀香。另外,麦芽、鸡内金、神曲等和胃消滞药物,均可随证酌用,特别是麦芽,兼有良好的疏肝作用。

3. 温肾化饮法

症见胃中辘辘有声(自觉或医者体检发现者),泛涎清冷或呕痰涎,食少脘腹胀满,畏寒怕冷,甚则腰背部有冷感,舌淡白,脉细或沉细等。治以温肾化饮。此法多用于肾阳虚疾患,以温肾助阳,既利于补中益气,发挥协调作用,又助温阳化饮,促进胃消化及排空,减少胃中液体潴留。用药如制附子、肉桂(后下或研粉另吞)、益智仁、法半夏、白术、泽泻、茯苓、猪苓、干姜、炙甘草等。如脘腹鸣响甚者,配加防风、藿香;若呕吐甚者,酌加煅赭石、旋覆花、通草、蜣螂等与上药相伍,通利走窜,有利于使胃的"下管"通畅,胃中痰饮下行。

徐景藩谓一般胃下垂患者,辨证治之即愈,久病胃下垂之人,其多气虚、气滞而易兼瘀血,治疗颇为棘手,此时当从"升降"二字上推敲。如胃下垂中虚气滞者选用党参、黄芪升以补气,配用枳壳、木香以理气降气,通补以调升降;中虚气陷兼气滞者以柴胡、升麻升举脾阳,配檀香或沉香以降胃气,脾胃同治以调升降;肝胃不和者,常用柴胡、香附降肝气之逆,配枳壳、佛手行胃气之滞,疏肝和胃以调升降;兼有瘀血者,可选用桔梗、牛膝行气化瘀以调升降。两法适当并用,升中寓降,降中有升,两者相伍,增加疗效。

徐景藩治疗胃下垂,遣方用药遵叶桂"多药伤胃"原则,服药方法强调浓煎温服,重视服药时间:一般胃病可在上、下午两餐之间服药,如上午 9:00,下午 3:00。如因故不能按上述时间服药者,也必须在进餐前或者进餐后相隔 1 小时服药。脾胃气虚者以餐前为宜,肝胃气滞证患者以餐后为宜,胃阴不足者餐前或者餐后各 1 小时均可。总之,胃下垂者勿在服药后即进食或食后服药,以免药与食物相杂,影响药物效应。另外,服药后,宜安坐约半小时左右为宜,不可药后疾行、劳作、持重、弯腰等。

第二节　于己百经验[2]

于己百善用苓桂术甘汤、枳术汤加味治疗胃下垂。胃下垂主要表现为脘腹胀满疼痛,饮食不化,腹部重坠,胃有振水声。其应属"胃胀""胃痞"等病证的范畴。于己百根据此病的主症,结合多数患者常有胃内液体潴留、排空迟缓胃张力低下、胃有振水音的表现,独辟蹊径,认为胃下垂当属中虚不运、饮停中焦的"痰饮"病。于己百考《金匮要略·痰饮咳嗽病脉证并治》云:"其人素盛今瘦,水走肠间,沥沥有声,谓之痰饮""心下有痰饮,胸胁支满,目眩"。《水气病脉证病治》又云:"心下坚,大如盘,边如旋盘,水饮所作。"根据张机原文,痰饮病可表现为心下胀满、痞塞,还有胃振水音、形体消瘦等症状,更贴切胃下垂的临床实际。从中医学"痰饮"的概念去认识,现代医学的胃下垂,较之单纯以"胃胀""胃痞"立论则更为确切。于己百强调,辨识胃下垂,关键要抓住"痰饮"二字。脾主升,亦包括升举胃腑在内的内脏而不至于下垂。中气不足,一则水谷精微化生无源,肌失所养,脏气虚衰,筋脉弛缓不收,升举无力,形成胃腑下垂;二则气机阻滞,纳运失职,谷反为滞,水反为湿,导致脘腹胀满、痞塞,水停心下。总之,胃下垂属本虚标实之证,其本在于中气不足、升降无力,其标在于气机阻滞、湿滞、痰饮治法贵在补中、行气、化饮,遣方用药当选枳壳、苍术、茯苓、甘草之类方药补中益气助运、温阳行气化饮。药用茯苓、桂枝、苍术、炙甘草、枳壳、黄芪、党参、柴胡、升麻、半夏、陈皮、香附、炒麦芽。

方中苍术、茯苓、甘草相配,健脾利水;茯苓、桂枝相伍,通阳利水;枳壳、苍术相合,健脾利湿、行气散结;黄芪、党参、柴胡、升麻益气升提以治本;半夏、陈皮降气和胃、化饮止呕;香附理气和胃,使气行则水行;炒麦芽行气导滞。全方共奏健脾益气、温阳化饮、升清降浊之功。

第三节　颜正华经验[3]

颜正华临床强调辨证论治,灵活选方。他认为,胃下垂从病位上看首属脾胃,涉及肝、肾、肠等脏腑。病证以脾虚气陷为主,常兼有肝胃不和、气阴两虚、气虚兼瘀、胃肠停饮等。临床常见气虚、气滞、血瘀、食积、痰饮相互兼杂,总之以脾虚气陷为主,同时关注脏腑、气血、痰、食等复杂因素。根据脉、证,详审病因、病机进行综合论治,以有效地缓解症状。颜正华临床主要从 4 个方面对此病进行分型论治。

1. 中气下陷

中气下陷是临床最常见的类型。通常患者形体消瘦,精神倦怠,食后脘痞、腹满或腹胀而坠,嗳气不舒,或有呕吐清水痰涎。舌淡苔白,脉虚弱。治法:健脾强胃,补中益气。方药:补中益气汤加减。

2. 气虚饮停

中气下陷,运化无力,致胃肠停饮。症见胃脘胀满,有振水音或水在肠间辘辘有声,恶心、呕吐清水痰涎,或头昏目眩,心悸气短。苔白滑,脉弦滑或弦细。治法:健脾和胃,逐饮祛痰。方药:四君子汤合苓桂术甘汤加减等。

3. 气阴不足

患者脾胃虚弱不能上承津液、虚中有热。症见唇红口燥,口苦口臭,烦渴喜饮,嗳气频繁,或有恶心呕吐,食后脘腹胀满,大便干结。舌红津少,脉细数。治法:益气养阴。方药:益胃汤、生脉饮合四君子汤加减。

4. 肝郁脾虚

患者中土素虚且有情绪不遂等诱因,肝木乘土,木土失和。症见胃脘、胸胁胀满疼痛,食纳呆滞,嗳噫频作或嘈杂吞酸,郁闷烦躁,善太息。苔薄或薄黄,脉弦。治法:疏肝理气,健脾和胃。方药:柴胡疏肝散加味逍遥散合四君子汤加减。

第四节　朱良春经验[4]

朱良春指出"久患胃疾,脾胃虚弱,中气久虚,水谷精微无力推动,日久则水湿中阻,故胃虚之证多见夹湿。湿浊不得宣化,清阳岂能上升"。基于此,朱良春治胃补虚,必兼宣化湿浊,胃下垂病机较杂,有痰饮留伏而致者;有肝气抑郁而致者;有湿浊弥漫而致者;有气血困顿而致者;有原气不足而致者;有风木不张而致者;有宗气不振而致者;有火不生土而致者;有金寒水冷而致者等,朱良春虽见证溯源,随证变接,治胃下垂,每以辨病用药为主,自拟苍术饮,即一味炒苍术,每日 20 g,开水冲泡,少量频饮代茶,配合"升阳举陷,疏肝解郁"组成基本方对药 7 组:苍术、白术为对,炙黄芪、炒枳壳为对,升麻、苍术为对,升麻、柴胡为对,柴胡、炒白芍为对,茯苓、白术为对,陈皮、甘草为对,此14味药治胃下垂。方中白术除湿,长于扶正;苍术扶正,长于除湿,二术为对,扶正除湿,相得益彰。苍术、升麻为对,一以泄浊,一为升清,苍术质重厚味,可导胃气下行,升麻质轻味薄,能引脾气上腾,二味配对,脾清气升发,浊气下泄,升降复位;炙黄芪、炒枳壳为对,益气举陷,升降相固,升中寓降,降中寓升。临床随症稍于出入,历年来屡收殊效,治愈者甚众。

胃下垂者连续服苍术饮并无伤阴化燥之弊,乃因苍术助脾散精,助脾敛精也,更重在重药轻投之巧也。苍术辛苦而温,芳香而燥,入太阴、阳明二经,功可强胃健脾,助脾散精,发散水谷之气,能径入诸经,疏泄阳明之湿,通行湿滞,解诸郁。因其性辛烈,燥湿力大,故朱良春重用苍术除湿醒脾,平调中土,意在去中焦湿浊郁滞之障碍。且苍术香能醒气,燥可胜湿,颇有宣化中焦湿浊,升举清阳,解郁举陷之殊效。朱良春指出苍术辛香发散,外可祛风湿,内可燥脾湿,治疗胃下垂不必拘于辨证有湿浊之象才可应用,投苍术饮泡茶频服。乃是辨病用药,加之汤药配伍得当,均能收到满意疗效。治疗胃下垂,一味苍术饮用药之秘,乃朱良春辨病用药之独特之处,亦是朱良春主张辨证和辨病相结合的学术思想的具体运用之见证。李杲《用药法象》曾谓"苍术为治痿要药",盖痿者一筋脉弛缓,软弱无力收缩也,颇似现代医学韧带松弛,胃壁迟缓之。

第五节　赵法新经验[5]

赵法新认为胃下垂的病机为脾胃虚弱,中气下陷,升降失常。治宜补气健脾,升阳举陷。临证不可不辨,应谨守病机,各司其职。赵法新临床主要从两方面对此病进行分型论治

1. 肺脾气虚,中气不举

证候:面色萎黄、肌肉瘦薄,精神倦怠、不思饮食,腹坠胀,食后尤甚,脉细无力,舌淡苔薄白,舌体胖大,边有齿痕,舌脉瘀。病机:脾虚气陷,中气下陷。治法:补气健脾,升阳举陷。选方:补中益气汤。药用:黄芪、党参、白术、茯苓、柴胡、升麻、枳壳、当归、炙甘草。方解:李杲认为"内伤脾胃,乃伤其气……为不足,不足者补之,惟当以辛甘温之剂,补其中而升其阳"。故取党参、黄芪甘温之性,大补元气为君。白术、茯苓健脾补中固其本为臣。气虚则血瘀,当归合黄芪为补血汤,取其阳生阴长、补气生血和血之功也。枳壳合白术为枳术丸,补消兼施,佐君臣以防壅滞,补而不滞也;中虚缘脾之清阳不升,升麻、柴胡引清阳之气升腾而行少阳春升之令,春阳升、万物生,故取此消补返佐、辛甘发散,升其阳矣,为之佐。炙甘草味甘,补中益气,调和诸药为之使。全方共奏补气健脾、升阳举陷之功。若脾胃虚极,无腐熟运化之力,食入即泻,药亦穿肠过者,加炒山药、焦白扁豆以健脾补中;畏寒肢冷者加桂枝、白芍、生姜、大枣以温阳补中,调和营卫。

2. 阴亏火炎、气虚下陷

证候:脘腹胀满,食后益甚,嗳气频频,或有恶心呕吐、口苦口臭,烦渴欲饮,唇红干燥,大便干结,脉细数,舌红少津,无苔。病机:气阴双亏,食滞化火。治法:养阴益胃,补气生血。选方:益胃汤、一贯煎、滋胃膏(验方制剂)加减。药用:辽沙参、麦冬、玉竹、

粉葛根、枇杷叶、生地黄、白芍、山楂、当归、黄芪、枳壳、马齿苋、蒲公英、甘草。方解：胃下垂本为脾胃俱虚，虚则不运，谷气下流，阴火上乘；就则化源不足，气阴双亏，益胃汤中辽沙参、麦冬、玉竹、葛根养阴生津、益胃升清为君。润则降逆，以山楂、芍药甘草汤酸甘化阴，润其燥、消其积，为臣。气血亏虚，缘化源不足，黄芪、当归为补血汤，补气生血；生地黄、白芍滋阴养血；枇杷叶、枳壳下气降逆；马齿苋、蒲公英清热益阴而无苦燥害胃之弊。此八者，补气养血、清热益阴为之佐；甘草补中益气、调和诸药为之使。全方共奏补中益气、养阴泻火之功。呕吐加竹茹、陈皮清热降逆；积热口臭加连翘、麦芽以消食，清胃火。

第六节　封万富经验[6]

唐容川《血证论》中云："盖肝木之气，主于疏泄脾土，而少阳春生之气，又寄在胃中，以升清降浊，为卫之转枢。"张锡纯《医学衷中参西录》中云："脾主升清，所以运津液上达。胃之降浊，所以运糟粕下行。"封万富认为胃下垂应属中医学"痰饮"一证，此证因为中焦升清与降浊功能失调，不能升清则碍于中而生膜胀，不能降浊则邪气留于中成痰成饮，因而诸证丛生。而习用补中益气法，易闭门留寇，造成邪气壅滞，导致头痛、气短、食欲低下诸症。脾胃同居中焦，为升降枢纽，功为能上连下，升清降浊，水谷精微灌溉四肢百骸，通里而达外之功用。脾在运化水各精微之时，是以肝气疏泄为之先导。若肝气郁滞，脾胃失和，升降失司，湿邪壅滞，痰饮内生，则致诸证丛生。此时贵在疏肝，使之气机调达解肝之郁，宣脾之壅，使饮邪有疏利之道，而开痞散结，可利脾胃升降，切中病机。

封万富自拟疏肝汤治疗本病。其药物由姜黄、川厚朴、枳壳、陈皮、半夏、白茯苓、木香、砂仁、香附、柴胡、紫苏、延胡索、白芍、沉香组成。

封万富认为方中姜黄通经祛瘀，行血中之气；川厚朴化湿导滞、行气宽中；枳壳祛胸膈痞结胀闷；陈皮、半夏、白茯苓共奏燥湿化痰、理气和中之功，主除胸膈胀满；柴胡、延胡索、砂仁疏肝理脾，主除脘腹胀满；沉香善降逆气，药价较贵，临床多用炒麦芽替代；香附疏肝理气、消除郁滞；木香行气厚肠。综观全方，共奏疏肝理气、健脾和胃之功。临床用药酌情加减，缓缓图功。

第七节　李寿山经验[7]

李寿山认为本病症之根本为中气下陷。中医学认为胃缓的形成是由于肉不坚，胃薄而病，验之临床，多见于禀赋瘦弱，胸廓脘腹狭长之体，究其病因，多由先天禀赋不足，后天失于调养；或由长期饮食不节，劳倦过度，伤其中气，脾虚气陷，升降失调所致。如《素问·阴阳应象大论》所谓："清气在下，则生飧泄，浊气在上，则生膜胀"。故病者多见脘腹坠胀隐痛，嗳气不舒，肠鸣辘辘有声，纳呆食少，大便不调，倦怠消瘦，得卧则舒适，久立或劳累而加重。

病之治疗大法为升陷益胃。临床上多认为胃缓（胃下垂）是由脾胃虚弱，中气下陷，脾胃失和所致，当今医家多以补中益气、升阳举陷为治疗大法，常用补中益气汤加减治之，李寿山自拟升陷益胃汤为治疗胃缓的主方。升陷益胃汤由黄芪、党参、升麻、葛根、白术、生山药、枳实、甘草组成。本方宗张机之举元煎，用党参、白术、黄芪、甘草以益气补中，摄血固脱；辅以升麻升阳举陷；加生山药健脾益肺以助中气，葛根生津益胃以助升举之力；配枳实于益气升举药中，调升降出入之气机，寓降于升。另外，还有学者认为枳实有调节平滑肌之功能。

李寿山认为本病升举无效必夹痰瘀。胃缓应用升举中气之方药超过 20 天而不效者，应仔细观察舌脉，如舌苔滑腻，舌质淡胖边有齿痕，是为痰湿之候，可予升陷益胃汤加桂枝、茯苓，即合苓桂术甘汤化裁，临床用之多有效；若见舌质暗赤有紫气，或舌下络脉淡紫粗长，脉弦或涩者，此为有血瘀之象，可先服当归芍药散得小效，继服升陷益胃汤以巩固之，或两方化裁应用，根据虚与瘀的主次缓急而定，收效后仍应固本，可以继续服用参苓白术散、人参健脾丸等以健脾益气，巩固疗效。

第八节　张琼林经验[8,9]

张琼林将胃下垂按以下 4 型进行辨证论治。

1. 饮留肠胃，清气不升

主证：进食少、消瘦、头昏、欲呕，站立时症状加剧，平卧时缓解；动则脘中有水荡漾声，收腹吸气则肠中辘辘而鸣，舌偏大或正常，脉细濡。治法：温阳化饮、运脾举陷为主。方药：苓桂升陷汤加味。药用：炙甘草、升麻、柴胡、桂枝、附片、干姜、白芥子、生半夏、苍白术、茯苓。吐酸者加煅瓦楞子，吴茱萸；便泄者加赤石脂，益智仁。

2. 脾虚气滞，中运不健

主证：神疲气羸，形体消瘦；脘腹痞胀，饭后加剧；气行窜痛，扣之如鼓声，或嗳气，或触摸即嗳，或便秘，舌质淡暗或蓝，苔根腻，也可正常，脉细软或虚大或正常。治法：健脾行气、疏和升陷为主。方药：枳术升陷汤加味。药用：枳壳、苍术、白术、升麻、柴胡、木香、砂仁、炒莱菔子、生麦芽。便结加桃仁、火麻仁；腹痛加炒白芍、炒防风。

3. 血少气虚，清阳下陷

主证：食纳渐少、形体日瘦、心慌气短、昏昏欲睡，或失眠多汗、心烦抑郁、心（胃）下动忧。面色萎黄或苍淡，舌偏小、苔薄或正常，脉多沉细微而带数。血压常偏低。治法：补中益气、养荣提陷为主。方药：加味补中益气汤加减。药用：炙黄芪、葛根、白术、当归、大红参、陈皮、炙甘草、升麻、柴胡、炙黄精。多汗加煅牡蛎，山萸肉；失眠加茯神、柏子仁。

张琼林认为，胃下垂乃顽固性疾病，患者切忌急于求成，否则中气会越陷越虚，越虚越陷，终成顽绵难起之证。方中加黄精、葛根为佐，旨在加强补益胃气、升发脾阳之效。

4. 胃纳已复，脾运不健

主证：食欲良好，食后不适或作胀；消化迟滞，或嗳、或嘈、或泄；舌脉基本正常。治法：调理脾胃，复元举陷为主。方药：六君升陷散。药用：生麦芽、党参、苍术、白术、茯苓、枳壳、砂仁、甘草、升麻。

本病恢复期,以调补脾肾为主。肾为胃之关,火为脾之元。温补命门之火,从而有助脾胃恢复。

第九节　王新陆经验[10]

王新陆认为本病主要病机在于脾胃气机升降乖戾,浊踞清位,治疗重在把握"升""降"之寸度,而尤当注重和降法的运用,所谓"胃以通降为顺,通降为补"也,具体当根据证机或升降同施,或先降后升,或降寓升中。

1. 浊邪害清,浊降清自升

多见脘腹坠胀痞满,肢体倦怠乏力等脾虚不升症状,又可见到纳差不饥、胃脘胀痛、排便不爽等胃失和降的表现。病延日久,纳运通降不及,胃气不降反升,则会出现胃气上逆之恶心呕吐、嗳气、呃逆等症状。

治疗:尊以先贤"病有宜补,以泻之之道补之"之训示人以规范,先施以通浊导滞之剂以畅顺胃腑,使浊降清自升。疏以川厚朴、枳实或枳壳(俱宜大剂重施)、槟榔、炒莱菔子、鸡内金、莪术之属消积导滞,降胃通浊,推陈致新,脾胃内潴留物通降,胃肠动力始得以增强。胃气下降,脾气方升,尔后再加用甘温益气、培土升清之品,王新陆喜用黄芪、炒白术、仙鹤草、升麻、柴胡等以助胃升提。如是,上逆之胃气得降,下陷之清气得升,乖逆之气得调,中焦升降有序,上下相因,则弛缓之胃体乃有复位之望。

2. 调和升降,从权衡之治

"治中焦如衡,非平不安",即胃下垂中焦气机失衡,升降逆乱,治当顺其脾升胃降之性,升脾降胃两相兼顾,否则,升脾太过则能忤犯胃降,胃降太过则可影响脾升。

治疗:王新陆常以补中益气汤为主方变化应对。此方主旨在于升发脾阳,方中人参、黄芪、白术、炙甘草、升麻、柴胡意在补脾升清,佐以陈皮理气和胃而寓降于升,虽不失为权衡脾胃升降之剂,但此方究属以升为主,降尤嫌不及。故临证中王新陆常于补中益气汤中加入枳实(或枳壳)、苍术、木香、砂仁之类以增降胃通浊助运之力。尤其是枳实与苍术,王新陆将两者视为治疗胃下垂的援药(所谓援药,是指通过现代中药药理研究证实,作用于确切的靶器官,对主病、主因、主症有明确治疗作用)。从升降相因考虑,即使对脾虚下陷较著的患者,在运用补中益气汤补中升阳的同时,也需伍以枳实、苍术、陈皮、半夏、砂仁、莪术之属以顺乎胃通降之性。如此则清升浊降,中气复健,何忧"下垂"之苦。

3. 脏腑相关,病涉肺肝肾

胃下垂的形成虽主要责之于脾胃升降失和,而又与他脏功能异常密切相关。朱震亨曾有言:"心肺阳也,居上,肝肾阴也,居下,……心肺之阳降,肝肾之阴升,而成天地之交泰。"故在胃下垂的辨治中,王新陆不唯注重调治脾胃,还据证权变肺肝肾的证机影响。

王新陆常选用桔梗、杏仁、桑白皮、紫苏梗等轻宣肺气,萧降气机,以助胃气下行。若为七情所伤,肝气失于疏泄,横逆克犯脾胃,致脾胃气机升降不利,而使病情加重者,王新陆常用柴胡、白芍、佛手、香橼之属,达木疏土,斡旋中气,使肝气条达,则胃气始可振作,此即"土得木而达"之义。胃下垂日久,土气渐衰,无以充养先天,而致肾气亏虚,脾胃失其温煦和激发之动力,更使中气升举乏力,所以在健运升清、和降通浊的基础上,王新陆常配伍山茱萸、桑寄生、枸杞子、石斛等药,意在养先天以助后天之本,所谓"补脾不如补肾",根固而叶自茂也。故胃下垂之治,重在调治脾胃,而又宜兼调他脏。如此,则脏腑和调,脾胃无由不能安和,胃下垂诸症即可向愈矣。

第十节　杨宣舒经验[11]

1. 补中益气治根本

脾胃位居中焦,脾主运化、升清,内脏器官位置的相对恒定全赖中气之升提,脾气不足,升举无力,胃腑下垂,故见脘痞、腹胀、瘦乏无力。杨宣舒认为中气不足、升举无力是胃下垂的根本原因,因此,治疗胃下垂最基本的治法是补中益气。但中气不足多为慢性虚损,非一日所致,治疗也非一日所及,故宜缓、宜持久,短者1月,长者年计,药物多用黄芪、党参、白术、升麻等品,方剂常以补中益气、调中益气汤、升阳散火汤、举元煎化裁。

2. 除湿化浊助升提

湿性重浊,湿性趋下,湿浊中阻而使胃腑下垂,湿热蕴结,使胃之筋系弛长而致下垂。细观临床,胃下垂患者常见脘痞腹胀、纳呆,苔或厚或腻,皆湿热中阻之象。杨宣舒认为湿热中阻是胃下垂发病的重要条件。除湿化浊有助于脾胃之升降,因此,除湿化浊法是胃下垂的重要方法,但除湿法的具体应用,又当据其兼夹而与不同的治法。选药时,多偏于芳化轻升之味,如砂仁、白豆蔻、草果、藿香、苍术、紫苏、薏苡仁。

3. 消食导滞减负荷

胃主受纳,腐熟水谷,大凡饮食入口,都必须通过胃之受纳腐熟。脾胃既虚,胃之受纳腐熟功能减退,倘若饮食不节或饮冷过多,可使饮食积滞,胃之负荷加重,而使胃下垂幅度加大,临床症状复发加重,对临床加重期的胃下垂患者,行B超探查,多显示有"胃潴留"。杨宣舒认为,饮食积滞是胃下垂复发加重的主要诱因,饮食导滞可以促进胃的腐熟、排空,减轻胃的负荷,有利于胃的复原,因此,消食导滞是胃下垂病证加重期的重要治法,杨宣舒常用焦山楂、谷芽、麦芽、神曲、槟榔、莱菔子等药。此外,杨宣舒在重视治疗的同时,更注重饮食的调理,特别是强调少食多餐。

4. 行气活血防变证

胃下垂患者由于脾气不足,湿浊中阻,壅塞气机而致气滞,气滞日久而致血瘀,气滞血阻,新血难生,而使脾虚更甚加重病情,形成恶性循环,长此以往,变生他证。杨宣舒认为打破这种恶性循环是治疗胃下垂的又一关键,而气滞血瘀既是这一循环的病理机转,又是这一循环的重要原因。因此,行气活血是治疗胃下垂、防止变证的重要治法,临床常选用焦山楂、丹参、香附、川芎、檀香、广香、紫苏梗、郁金等。

5. 膝胸俯卧养胃

中气不足,升提无力,就胃下垂而言,主要体现在胃之筋系弛长,收缩无力,故胃下垂患者,每于劳累后或长时间站立后,症状加重,杨宣舒据此提出膝胸俯卧养胃筋的治疗方法。他认为,膝抱俯卧能减轻重力对筋系的牵拉,有利于筋脉得到充分的营养和休息,有利于脾胃之升降,减轻病状。

第十一节　张海峰经验[12]

胃下垂多见于体形瘦长之人。一般症状常有进食后脘腹胀满,行走站立时更甚,卧床则舒,胃中辘辘有声、恶心、嗳气、大便或结或溏、眩晕、心悸、四肢乏力,或四肢欠温,舌淡苔白,脉弦或弱。辨证属中气下陷和阳虚停饮之证。在治疗上,《金匮要略·痰饮咳嗽病脉证并治》篇有"其人素盛今瘦,水走肠间沥沥有声,谓之痰饮"的论述,张海峰喜用补气升提法合温阳涤饮法治疗胃下垂。以黄芪配肉桂为主药常加白术、茯苓、泽泻、枳壳、升麻、神曲等药,久服有效,可制成丸散剂长期服用。张海峰以黄芪、肉桂为主药,即取补中益气丸合苓桂术甘汤之意。张海峰用苓桂术甘汤时,多以肉桂代桂枝,或用苓桂术甘汤送服补中益气丸亦可,单用补气升提法或单用温阳涤饮治疗则效果较差。

第十二节　李寿彭经验[13]

李寿彭认为本病之根本在于脾胃脏腑功能失调,本是虚证,但又因运化障碍,气机阻滞,且日久入络,又有血瘀内停,更可挟湿、挟饮,故多呈虚实夹杂、正虚邪实或本虚标实之证。李寿彭认为,胃缓者常虚实并见,不能执着于补中益气一法。处方用药之时,应以辨证为主,辨证准确方能对症下药,总结出补中益气、疏肝和胃、温肾化饮、活血化瘀四法。

1. 补中益气法

症见脘腹坠胀,饮食不多,饥时胃中不适,稍多食则又觉胀,神倦,脉细或濡,舌苔薄白等。补中益气汤是治疗本病的首选方药,主要由黄芪、党参、炙甘草、白术、升麻、柴胡等组成,具有补中益气、升阳举陷的功效,可辅以枳壳、佛手、香橼等行气之品。遇寒则症状尤著者加用高良姜,若胃脘隐痛、喜温喜按者,酌加桂枝或甘松以温中;若胃脘痛甚者,可加用经验方腹痛宁(吴茱萸、黄连、芍药、甘草、小茴香、木香、厚朴、延胡索)以增强理气止痛功效。而由于清气不升、浊气不降出现便秘者,治疗时应当通腑泄浊,补气升陷,重用既能补气又能通便的生白术最为适宜,不得用大黄类苦寒之品,以免加重中虚气陷。

2. 疏肝和胃法

此法旨在疏调肝胃之气,多用于木郁土壅,纳腐不力,适用于胃下垂患者自觉胃脘痞胀,受情志因素影响大,甚则胀及胸胁,嗳气较多,得嗳则舒,食后尤甚,脉细弦、舌苔薄白等症。

常用方如柴胡疏肝散等。患者性情易郁,胸闷不畅,加合欢皮、广郁金、百合;腹胀甚者,可加重枳实之量增强理气之效(常用至30 g)。现代药理研究证实,此方尚可增强平滑肌的张力,可用于有气滞的胃下垂最为合适。腹胀甚及小腹者加乌药、炒小茴香。

其他如炒麦芽、鸡内金、焦山楂、建曲等和胃消滞药物,均可随证酌用。

3. 温肾化饮法

此法旨在温肾助阳,温化痰饮。适用于胃下垂患者自觉胃中辘辘有声,泛涎清冷或呕痰涎,食少脘腹胀满,胃寒怕冷,甚则腰背部亦有冷感,舌薄白,脉细或沉细等症。《金匮要略》中所述的"其人素盛今瘦,水走肠间,沥沥有声,谓之痰饮",颇类似本症状。用方如苓桂术甘汤、真武汤等。呕甚者,配加代赭石、旋覆花等与上药相伍,通利走窜,有利于胃中痰饮下行。

4. 活血化瘀法

此法旨在调肝化瘀,活血止痛。适用于慢性病伴胃下垂,或胃下垂病程长者。此时胃络失养,气血运行不畅,郁而产生气滞,久病入络,血脉不通,而变生瘀血,常伴见脘胀连胁,上腹痛有定处,拒按欲呕,面色苍黄,身体消瘦,体倦乏力,头晕心悸,舌质紫暗或有瘀斑,舌苔薄白或腻,脉细沉或涩。方用桃红四物汤等。若瘀滞较甚,疼痛明显者,可加炒刺猬皮、九香虫以祛瘀血、通滞气而止痛;若脘胀明显者,加木香、香附、厚朴等以加强行气之效。现代研究证明,在治疗瘀血型胃下垂中加用如莪术、当归、丹参、红花等活血通络药物,可促进血液循环,使胃体及支持韧带的代谢得到足够的能量,可改善其弹性收缩和紧张度从而取得良好效果。

第十三节　施今墨经验[14]

施今墨善用药对巧治胃下垂(脾胃两虚证)经验,具体如下。

1. 米党参、炙黄芪

米党参即米炒是也,意即增强补中益气之功,甘温补中,和脾胃,促健运,益气生血;黄芪蜜炙,即增强补中益气之功,甘温,补气升阳,实腠理,益卫固表,托毒生肌,利水消肿。党参补中气,长于止泻;黄芪固卫气,擅长敛汗。党参偏于阴而补中,黄芪偏于阳而实表。二药相合,一里一表,一阴一阳,相互为用,其功益彰,共奏扶正理气之功。

党参、黄芪伍用,出自《脾胃论》补中益气汤,用于治疗脾胃气虚引起的身热有汗、口干口渴、喜用热饮、头痛恶寒、少气懒言、饮食无味、四肢乏力、舌嫩色淡、脉虚大,或中气不足、清阳下陷所引起的脱肛、子宫脱垂、久痢、久疟等症。

2. 升麻、柴胡

升麻辛、甘,微寒,发表透疹,清热解毒,升阳举陷;柴胡苦、辛,微寒,透表泻热,疏肝解郁,升举阳气。升麻以引阳明清气上行为主,柴胡以升少阳清气上行为要。升麻行气于右,柴胡行气于左。二药参合,一左一右,升提之力倍增。

升麻、柴胡伍用,出自《脾胃论》补中益气汤、《医学衷中参西录》升陷汤。张锡纯创升陷汤,"治胸中大气下陷,气短不足以息。或努力呼吸,有似乎喘。或气息将停,危在顷刻。其兼症,或寒热往来,或咽干作渴,或满闷怔忡,或神昏健忘。种种病状,诚难悉数。其脉象沉迟微弱,关前尤甚。其剧者,或六脉不全,或参伍不调。"柴胡、升麻伍用之理,张锡纯说:"柴胡为少阳之药,能引大气之陷者自左上升。升麻为阳明要药,能引大气之陷者自右上升。"近年来,祝谌予常用其治疗肺癌手术后,或放化疗之后,证属气虚下陷,整体功能衰弱者,也有良效,但宜与党参、黄芪、半枝莲、藤梨根配伍使用。

3. 白术、云苓

白术甘温补中,补脾燥湿,益气生血,和中消滞,固表止汗;茯苓甘淡渗利,健脾补中,利水渗湿,宁心安神。白术以健脾燥湿为主,茯苓以利水渗湿为要。二药伍用,一健一渗,水湿则有出路,故脾可健,湿可除,肿可消,饮可化,诸恙可除。施今墨用二药治疗肺结核诸症,即遵培土生金之意也。茯苓、白术伍用,名曰"茯苓汤",出自《景岳全书》,治湿热泄泻,或饮食泄泻。张元素《医学启源》以茯苓、白术为君治疗水泻。

4. 半夏曲、建曲

半夏曲以和胃降逆,燥湿化痰为主;建曲以健脾理气,消食和中为要。二药相伍,健脾和胃、和中降逆,理气快膈,消食除满力彰。诸凡脾胃虚弱,健运无权,症见消化不良、食欲不振、心下逆满、脘腹胀痛、胃中嘈杂、嗳气呕逆等症均宜选用。

5. 枳实、枳壳

枳实、枳壳属一物二种。未成熟的果实为枳实,成熟的果实为枳壳。枳实破气消积,泻痰除痞;枳壳理气消胀,开胸快膈。枳壳性缓,枳实性烈。枳壳性浮,枳实性沉。枳壳主上,枳实主下。高者主气,下者主血。枳壳行气于胸,枳实行气于腹。二药伍用,气血双调,直通上下,行气消胀、消积除满益彰。

施今墨临证,习以炒枳实、炒枳壳并书。取炒品入药的用意有二:一则减少药物的刺激性,二则能增强治疗效果。

枳壳、枳实伍用,善行胸腹之气。明代李士材说:"自东垣分枳壳治高,枳实治下;好古分枳壳治气,枳实治血。"二药参合,气血双调,直通上下,理气之力倍增。除用治疗气机不调,胸闷胀满者除外,尚可治疗各种内脏下垂、证属气虚者,伍以黄芪、升麻、桔梗等药,其效更著。

参 考 文 献

[1] 刘子丹,郭尧嘉,何璠,等.国医大师徐景藩诊治胃下垂的经验撷萃[J].中华中医药杂志,2014,29(2):461-463.

[2] 邓沂,李金田,于善哉,等.于己百教授治疗脾胃病临床经验举要[J].中医药通报,2003,2(2):77-82.

[3] 张冰,高承奇,邓娟,等.颜正华教授治疗胃下垂经验[J].中华中医药杂志,2006,21(6):354,355.

[4] 邱志济,朱建平,马璇卿.朱良春治疗胃下垂对药的临床经验[J].辽宁中医杂志,2000,6(10):438,439.

[5] 赵玉瑶,徐蕾.赵法新脾胃病临证经验[M].北京:人民军医出版社,2012:37-39.

[6] 金布和,封万富用疏肝法治疗胃下垂[J].内蒙古中医药,2000,(3):1.

[7] 迟伟,王涛,黄友娟.李寿山治疗胃下垂(胃缓)经验[J].光明中医,2013,28(4):665,666.

[8] 张琼林.全国名老中医治病经验谈系列——张琼林教授治疗胃下垂经验[J].家庭医药,2009,1(1):24.

[9] 张琼林.全国名老中医治病经验谈系列——张琼林教授治疗胃下垂经验(二)

［J］.家庭医药,2009,1(2)：22.

［10］王中琳.王新陆运用升降法治疗胃下垂的经验［J］.中医药信息,2010,27(5)：
43,44.

［11］岳良明.杨宣舒主任医师治疗胃下垂的经验［J］.四川中医,2000,18(3)：1,2.

［12］张小萍,徐云生.张海峰应用黄芪经验举隅［J］.山东中医杂志,1996,1(8)：
373,374.

［13］牟昭霓.李寿彭主任医师治疗胃下垂经验介绍［J］.新中医,2015,47(5)：26,27.

［14］吕景山.施今墨医案解读［M］.北京：人民军医出版社,2009：108-111.

第九章 当代名医医案赏析

第一节 颜正华医案[1]

案1. 患者,男,26岁,2004年4月6日初诊。

主诉:胃下垂伴急性胃肠炎2周。

病史:厌食、腹胀,纳后胃脘不适加重,恶心,畏寒,眠差梦多,精神疲倦,四肢无力,水样大便,日行3次,舌质淡,苔薄腻,脉濡滑。既往有胃下垂、慢性胃炎史3年。

治则:健脾益气、和胃安神。

方药:补中益气汤加减。党参18g,生黄芪30g,升麻3g,当归6g,陈皮10g,茯苓30g,砂仁(后下)5g,炒神曲12g,白术12g,麦芽15g,谷芽15g,炒枣仁20g,夜交藤30g,大枣6枚。7剂。

嘱食软食,禁刺激性食物。二诊诉服前药后,睡眠好转,腹泻停,仍见舌质淡,苔薄腻,脉濡。前方去夜交藤,加葛根10g,继服14剂。药后食欲佳,胃脘不适减,无恶心,仍乏力,大便偏干。前方加白术30g,生大黄6g,14剂。药后患者各主观症状消失。

按语:方中党参、黄芪、升麻,取补土、益气、升举之意;陈皮、白术、砂仁、大枣温中健脾,以助运化;神曲、麦芽、谷芽、茯苓助脾化湿;兼有远志、炒枣仁、夜交藤安神。全方共奏补中益气、温补脾胃、安神之功。

案2. 患者,女,81岁,2004年7月16日初诊。

主诉:肠鸣,呃逆10余年;纳差,吐清水2个月。

病史:3个月前确诊为胃下垂。刻下:胃中有振水声,呕恶,口干不喜饮,纳后脘痞、呃逆、嗳气、肠鸣,大便日一行,便溏软,舌淡苔白根腻,脉濡滑。

治则:温化痰饮,健脾益气。

方药:苓桂术甘汤合香砂六君子汤加减。党参15g,生黄芪18g,炒白术15g,炒枳壳10g,陈皮10g,炒白蔻仁6g,法半夏10g,炒神曲15g,炒薏苡仁30g,炒泽泻15g,茯苓30g,炙甘草5g,桂枝6g,炒麦芽、谷芽各15g,14剂。

嘱食软食,禁刺激性食物。二诊诉药后呕恶、嗳气、呃逆、肠鸣诸症减,继以补中益气汤调理。

按语:方取六君子汤健脾化湿,苓桂术甘汤温化中焦水饮。炒白蔻仁、薏苡仁、半夏、泽泻,共达芳化、祛湿和胃之功;神曲、麦芽、谷芽、陈皮,可除中焦陈积以促运化;党参、黄芪、枳壳,行补互用,提补中气。全方平补平调,补而不腻,化而不泻,共奏健脾化湿、补中益气之效。

第二节 周仲瑛医案[2]

案. 患者,女,51 岁。

主诉:胃痞 10 年余。

病史:上消化道 X 线钡餐造影示中、重度胃下垂。患者面色萎黄,形体瘦弱,胃脘痞满,食后为甚,有下坠感,胃脘触诊如囊裹水,有振水音,按压不适,无包块,纳少,大便实结,1~2 天一行,舌质淡,苔薄白,脉细。

治则:温运中焦,理气化饮。

方药:理中汤、苓桂术甘汤等合方加减。党参、焦白术、炒枳壳、茯苓各 10 g,炙甘草、干姜、花椒壳、砂仁(后下)各 3 g,制香附 10 g,高良姜、桂枝各 6 g。7 剂。

嘱少食多餐,饭后平卧片刻,勿劳累。药后,痞证改善,振水音减少,大便通调,然食后坠感未变,触诊胃脘轻度不适,脉、舌如前,方药中的,再予 7 剂,复诊诉痞满、振水音进一步减轻,食后下坠感亦有转机,胃部触诊无不适,原剂配伍生黄芪 12 g 补气建中,调治巩固。

按语:患者经上消化道 X 线钡餐造影检查明确诊断为胃下垂病,面色萎黄,形体瘦弱,胃脘痞满,食后为甚,纳少,舌质淡,苔薄白,脉细等症状乃脾胃虚弱,中焦阳气不足之明征,胃脘如囊裹水,有振水音,大便偏干等为寒饮内停,胃气郁滞,和降失司之候,故周仲瑛拟从温运中焦,理气化饮法运用理中汤、苓桂术甘汤等合方加减治疗。方中用理中汤温运脾阳,健脾益气;苓桂术甘汤温阳化饮,健脾利水;高良姜、香附即良附丸温胃散寒,理气行滞;砂仁理气和胃醒脾;枳壳合白术消补兼施,补脾消痞,是周仲瑛治疗脾胃病的常用对药之一;花椒壳能促进唾液的分泌,增加食欲。诸药相伍,药证相符,故而使十年顽疾竟能蠲除。

第三节 徐景藩医案[3]

案. 患者,女,43 岁,教师,1999 年 9 月 3 日初诊。

主诉:胃脘痞胀,隐痛时发 3 年,加重 3 个月。

病史:3 个月前自觉食欲久佳,胃纳不及平时的一半,脘痛渐及两胁下。食后有坠胀感,神疲乏力,消瘦,大便微溏不成形。经多次中西药治疗效果欠佳,上消化道 X 线钡餐造影检查示中度胃下垂,胃小弯在两髂嵴连线下 8 cm,内镜检查为慢性浅表性胃炎。刻下:神疲乏力,形体消瘦,舌质淡,苔薄白,脉细而微弦。

治则:补益脾胃,疏肝理气。

方药:太子参 15 g,炒薏苡仁 15 g,炒山药 15 g,紫苏梗 10 g,香附 8 g,百合 10 g,生麦芽 10 g,薄荷(后下)4 g,甘草 5 g,生姜 4 片,大枣 6 枚。7 剂,日 1 剂,煎 2 次分服。

二诊时脘腹隐痛痞胀均见减轻,食欲轻佳,续服前方 14 剂。三诊时,脘胁胀痛基本缓解,精神好转,调治 2 个月,症状基本消失,X 线钡餐造影复查,胃小弯在两髂嵴连线下 3 cm。

按语:徐景藩认为胃下垂不仅指胃腑形态异常,更包括功能不足,如胃的消化分泌功能不足,治疗重在辨证。本案属中焦脾胃气虚,土虚木郁,气滞不畅所致,治疗采用

"通补法",旨在补益脾胃,兼以理气,补气与理气同用,寓通于补。方用太子参、山药、薏苡仁、甘草、百合、麦芽、大枣等味甘之品,补益脾胃而缓肝,并参用紫苏梗、香附理气,使补而不滞气;取麦芽疏肝而又能助运化,生姜、大枣更能调补脾胃;另用薄荷、生姜之辛散缓肝。全方性味不离甘缓、辛散,意在调理脾胃,疏达气机。

第四节 封万富医案[4]*

案1. 燕某,女,48岁,1986年5月7日初诊。

病史:诉胁肋食后饱胀,甚为不舒,食量递减,饭后常有胃反,作胃X线钡餐造影检查时诊断为胃下垂,胃小弯位于两髂嵴连线水平下4 cm左右,并有滞留液。曾用常法补中益气丸升之提之,症状时轻时重,终不解,半年来症状加重,述如有物坠入少腹之感,甚为恐慌。胁胀脘闷,食后腹中辘辘作响,气逆或呕逆,肢弱无力,消瘦,舌淡苔薄腻,脉细而两关小弦。

治则:疏肝。

方药:姜黄10 g,川厚朴10 g,枳壳10 g,陈皮15 g,半夏12 g,云苓15 g,木香10 g,砂仁10 g,柴胡10 g,延胡索10 g,香附10 g,紫苏10 g,炒麦芽18 g。

上药共服50余剂,诸证皆减。X线钡餐造影复查示胃小弯在两髂嵴连线下2 cm。

按语:清代唐容川《血证论》云:"盖肝木之气,主于疏泄脾土,而少阳春生之气,又寄在胃中,以升清降浊,为卫之转枢";张锡纯《医学衷中参西录》曰:"脾主升清,所以运津液上达。胃之降浊,所以运糟粕下行。"脾以大气周流为天职,故治脾必以理气为先务。须知脾以运化为职,必有吹嘘振作之功,乃能宣畅中州气化,而任发育万物。封万富运用疏肝法正切中病机,自当效如桴鼓。

案2. 张某,女,36岁,1995年7月18日就诊。

病史:诉几处就诊,均诊断为胃下垂,胃肠X线钡餐造影见胃小弯位于两髂嵴连线下4.5 cm,胃液中度滞留,胃蠕动减弱。伴见面色不华,消瘦乏力,不耐劳作,脘腹坠胀隐痛,食后尤甚,诊查中即可闻及腹中辘辘作响,曾用补中益气汤并香砂养胃丸,效不显。又加针法治疗罔效。舌淡红、苔白润、脉细弦。

治则:疏肝。

方药:姜黄10 g,川厚朴10 g,枳壳10 g,陈皮15 g,半夏12 g,白茯苓15 g,柴胡10 g,白芍18 g,延胡索10 g,炒麦芽15 g,木香10 g,砂仁10 g,香附15 g,1剂分2次煎,合分3次服,缓缓图功,以防体不应药力。

先后进服60余剂,诸症渐次悉平。半年后X线钡餐造影复查示胃小弯上升2.5cm,体重增加6 kg。

按语:封万富运用疏肝法治疗胃下垂,恰适肝、脾、胃之性。方中姜黄通经祛瘀,行血中之气;川厚朴化湿导滞、行气宽中;枳壳行气宽中,祛胸膈痞结、胀闷;陈皮、半夏、茯苓共奏燥湿化痰、理气和中之功,主除胸膈胀满;柴胡、延胡索、砂仁疏肝理脾,主除脘腹

---

* 此医案原作者未提供主诉。

胀满;炒麦芽既疏肝理气又能健脾运化;香附疏肝理气、消除郁滞;木香行气厚肠。综观全方,共奏疏肝理气、健脾和胃之功。

第五节 李寿山医案[5]

案. 陈某,女,40 岁,2007 年 11 月 12 日初诊。

主诉:脘腹坠胀痛 2 年。

病史:禀赋瘦弱,4 年前曾患乳腺癌,行手术治疗,术后行化疗。近 2 年劳倦太过,经常饭后脘腹坠胀而痛,平卧则稍舒服,站立行走时坠痛尤为明显,并伴有肠鸣矢气,大便不调,因害怕脘腹坠痛而不敢饱餐,日渐消瘦,多处就医,经西医及中医大剂补中益气汤加味治疗效果不显,现患者面色苍白无华,舌质淡暗有紫纹,舌下络脉淡紫细长,脉沉涩,患者身高 1.63 m,体重 46 kg,本次诊查内镜示慢性胃炎,上消化道 X 线钡餐造影示胃小弯切迹位于两髂嵴连线水平下 7 cm,提示中度胃下垂。

治则:健脾和胃,养血活血。

方药:升陷益胃汤合当归芍药散加减。黄芪 30 g,党参 30 g,升麻 15 g,葛根 15 g,炒白术 15 g,山药 15 g,枳实 20 g,炙甘草 10 g,当归 15 g,芍药 15 g,川芎 15 g。

随证加减治疗约 3 个月,一切良好,体重增加 12 kg,复查上消化道 X 线钡餐造影,发现胃小弯下角切迹位于两髂嵴连线下 2.5 cm,提示轻度胃下垂,遂停药,嘱其注意饮食及生活起居调养,如细嚼慢咽,勿暴饮暴食,勿劳累等,随访 1 年,一切良好。

按语:此案患者素体虚弱,又因乳腺癌术后大伤元气,脾胃虚弱,由有劳倦伤其中气,胃之肌肉薄弱而下垂,故脘腹坠痛,卧位则舒,立位则重,肠鸣矢气,日渐瘦弱。治以益气升陷之法,但效果不明显,盖由久病多瘀,气虚夹瘀,虚中夹实之故,因此,在治法上应标本兼顾,本案属气虚血滞之胃缓证,递用升陷益胃汤合当归芍药散加减口服,升陷益胃汤健脾和胃,益气升陷,加当归、川芎、白芍养血活血化瘀以助升举。

第六节 杨宣舒医案[6]

案 1. 荆某,男,34 岁,1998 年 4 月 15 日初诊。

主诉:反复上腹部胀满不适 3 年。

病史:反复上腹部胀满不适 3 年经多方求治,疗效差,前日因饮冷后加重。视其形体消瘦,面色少华,舌淡红,苔腻,脉濡缓。B 超探查:① 胃下缘在两髂嵴连线水平下 3 cm,轻度胃潴留;② 左肾盂混砂样结石。

治则:补中益气,除湿化浊,消食和中。

方药:调中益气汤合香苏散加味。黄芪、党参各 30 g,苍术、木香、升麻、香附、炙甘草各 10 g、柴胡 9 g、陈皮 12 g、紫苏 24 g、鸡内金 15 g、焦楂 18 g。4 剂,并嘱患者少食多餐,每晚膝胸俯卧半小时。

患者连服上方剂诸症大减,后续服补中益气汤 2 月,诸症悉除,复查 B 超,发现胃下缘已升至两髂嵴连线水平上 2 cm,肾盂结石消失。随访半年未见复发。

按语:此病为本虚标实之候,补中益气治根本,除湿化浊助升提。杨宣舒认为中气不足、升举无力是胃下垂的根本原因,因此,治疗胃下垂最基本的治法是补中益气,方中以黄芪、党参补中益气。湿性重浊,湿性趋下,湿浊中阻而使胃腑下垂,使胃之筋系弛长而致下垂,因此,杨宣舒认为湿浊中阻是胃下垂发病的重要条件,除湿化浊有助于脾胃之升降,方中用木香、紫苏行气化湿,苍术、陈皮健脾燥湿,脾胃既虚,胃之受纳腐熟功能减退。若饮食不节或饮冷过多,可使饮食积滞,胃之负荷加重,而使胃下垂幅度加大,故用鸡内金、焦山楂消食导滞。脾气不足,湿浊中阻,气滞日久而致血瘀,香附、紫苏梗、柴胡、木香行气活血,诸药配伍,共奏补中益气、行气除湿、消食和中之功。

案 2. 王某,女,32 岁,1997 年 10 月 20 日就诊。

主诉:上腹部胀满灼热 1 年。

病史:上腹部胀满灼热 1 年,屡治不效,因饮食过量后症状加重,遂慕名求治于杨宣舒。查其形体稍瘦,胃脘部切痛,舌红苔白,脉弦细精。胃 B 超示胃下缘在两髂嵴连线水平下 2 cm,胃潴留。

治则:先治其标后治其本。健脾理气,消食导滞。

方药:焦山楂、茯苓各 30 g,神曲、连翘各 18 g,法半夏、陈皮各 12 g,香附、槟榔各 10 g,紫苏梗 15 g,黄连 6 g。2 剂。1 日 1 剂,并嘱患者节饮食。

患者连服上方 2 剂,解稀大便 3 次,上腹部胀满消失,但诉身软乏力。以补中益气汤加减,连服 3 月,并嘱患者少食多餐,每晚膝胸俯卧半小时。3 月后诸症悉除,复查胃B 超,发现胃下缘已升至两髂嵴连线水平上 0.5 cm。随访半年未见复发。

按语:消食导滞是胃下垂加重期的重要治法,本病初起,以保和丸加香附、槟榔、紫苏梗消食导滞为主,此病为本虚标实之候,随后补中益气治其根本,且中气不足多为慢性虚损,非一日所致,治疗也非一日所及,故宜缓、宜持久。

第七节 张海峰医案[7] *

案. 患者,男,54 岁,1974 年 2 月初诊。

病史:胃肠 X 线钡餐造影检查确诊断为胃下垂已数年,刻下胃中终日辘辘有水声,中脘怕冷,有时觉腹胀,少气懒言,食欲不振。喜食干燥香炒食物,食后胃中舒适,多饮汤水反觉难受,甚至必呕吐干净方快,口淡不渴,舌质淡红,苔白滑,脉沉细缓无力。

治则:温阳涤饮,升提中气。

方药:茯苓 30 g,肉桂 9 g,焦白术 12 g,炙甘草 9 g,炙黄芪 24 g,升麻 9 g。水煎服,日 1 剂。

服 5 剂后,中脘畏冷减轻,原方肉桂改 6 g,再服 10 剂。三诊时诸症均有改善,而胃中辘辘之声大减,脉象有力。处方:茯苓 30 g,肉桂 6 g,白术 12 g,炙甘草 9 g,炙黄芪 30 g,升麻 9 g。10 剂后胃中辘辘之声完全消失,脉象均匀有力。为巩固疗效,嘱服黄芪

---

* 此医案原作者未提供主诉。

建中汤 20 剂,其中黄芪用量为 30 g。

按语:《金匮要略·痰饮咳嗽病脉证并治》篇有"其人素盛今瘦,水走肠间,沥沥有声,谓之痰饮"的论述。张海峰用补气升提法合温阳涤饮法治疗此案胃下垂患者,证属阳虚停饮,以黄芪、肉桂为主药,即取补中益气丸合苓桂术甘汤之意,以肉桂代桂枝更添温阳之功。

第八节 李寿彭医案[8]

案. 熊某,女,45 岁,2013 年 12 月 17 日初诊。

主诉:脘腹坠胀 1 年,加重 3 天。

病史:患者近 1 年来感脘腹坠胀,饮食不多,饥时胃中不适,稍多食则又觉胀,神倦乏力。2013 年 11 月 15 日在外院行上消化道 X 线钡餐造影检查示胃下垂约 3 cm。间断服用奥美拉唑、硫酸铝片等,病情时轻时重。3 天前患者出现脘腹坠胀加重,服用西药后效果不明显,要求中医治疗。刻下:脘腹坠胀,饮食不多,饥时胃中不适,稍多食则又觉胀,偶有胃脘部隐痛,神倦乏力,二便调,夜寐欠安。体格检查:心肺未见异常,腹软,轻微压痛,无反跳痛。舌苔薄白,脉细。

治则:补益脾胃,升阳举陷。

方药:补中益气汤加减。黄芪、枳实各 20 g,白术 10 g,陈皮、党参、延胡索各 15 g,升麻 9 g,柴胡、当归各 12 g,炙甘草、甘松各 6 g,合欢皮、木香各 9 g。7 剂,每天 1 剂,水煎服。

服药后于 2013 年 12 月 24 日再次来诊,脘腹坠胀减轻明显,胃脘部隐痛发作次数减少,胃口有所好转,乏力减轻。舌苔薄白,脉细。患者症状有所减轻,予上方去枳实、甘松继服 7 剂。2013 年 12 月 31 日三诊,诸症消失,改用补中益气丸巩固治疗 2 月,至今未复发。

按语:李寿彭运用李杲补中益气汤治疗此案患者,具有补中益气、升阳举陷的功效,辅以枳实、木香行气化痰;患者胃脘隐痛酌加甘松以温中,延胡索以增强理气止痛功效;合欢皮安神解郁。此法补益脾胃,兼以理气,补气与理气同用,寓通于补,诸药合用,共奏补脾益胃,升阳举陷之功。

第九节 施今墨医案[9]

案. 阎某,男,27 岁。

主诉:脘腹胀满数年。

病史:数年来每于饭后即感脘腹痞满不适,有时微觉胀痛,嗳气,食欲不振,大便干结,睡眠欠佳,头晕、腰酸、身倦乏力,精神萎靡,体重日渐下降,于郑州某医院诊断为胃下垂,面色苍白,舌苔白,脉细缓。

治则:益气补中,升阳益胃。

方药:补中益气汤。炙黄芪 15 g,升麻 5 g,神曲 6 g,炙甘草 3 g,柴胡 5 g,半夏曲 6 g,党参 10 g,白术 10 g,当归 12 g,茯苓 10 g,砂仁 5 g,桔梗 5 g,炒荷叶 6 g,陈皮 5 g。11 剂。

服药后,食欲增进,诸症大减,即返河南。仍按原方,拟改丸剂服用,每日早服香砂六君子丸 9 g，每日临卧前服补中益气丸 6 g，连服 30 天，开水送服。

按语：从脉证综合来看，此案胃下垂病属于虚，因胃气虚则松弛，松弛则下垂，故用加味补中益气汤以益气补中、升阳益胃，继而又合健脾益气之香砂六君子以善后，调理 1 个月而愈。

第十节　朱良春医案[10]

案. 薛某，女，36 岁。

主诉：胃脘痛数年。

病史：形体消瘦，素有胃痛病史，胃脘常作，得食更甚，且感坠胀，平卧稍舒，舌薄，舌质偏淡，脉细软。消化道钡餐造影示胃下垂 8 cm。

治则：健脾举陷。

方药：苍术饮和补中益气汤加减。苍术 20 g，每日 1 包，泡茶饮服。炙黄芪 20 g、炒白术 12 g、炒白芍 12 g、茯苓 12 g、陈皮 6 g、炙升麻 6 g、炙柴胡 6 g、炒枳壳 6 g、炙甘草 6 g。水煎服，日 1 剂。

按语：朱良春认为久患胃病，脾胃必虚，中焦气虚，水微无力推动，日久则聚而为湿，故胃虚之证多见夹湿，湿浊不得宣化，清阳岂能上升。故治疗脾胃气虚者，在补气之中多伍以芳香化湿、淡渗利湿之品，选苍术饮独取苍术一味，即属此意。对于中气下陷者，化湿之品更不可少。多在治疗中气下陷的同时，配以化湿之品，则效彰。本证取补中益气汤为主升阳举陷，加茯苓合苍术饮宣化湿浊，方能湿化清升，补而不腻，以健脾运中。连服苍术饮，并无伤阴化燥之弊，盖以其能助脾散精故尔。

第十一节　李可医案[11]

案 1. 王某，56 岁。

主诉：少腹胀 10 年余。

病史：1983 年 8 月患病，少腹憋胀经旬，不敢进食，食入胀急更甚。其症，少腹鼓凸，如怀孕 5~6 个月，按之空软。神色憔悴，动则烘热喘汗。腰困如折，行路弯腰如虾，挺腰则困不可忍。脉细弱，舌淡无华。

治则：补中益气，升阳举陷。

方药：补中益气汤去陈皮，加山萸肉、补骨脂、沉香顾护下焦元气。生黄芪 30 g，知母 18 g，红参（另打小块先吞）10 g，当归 15 g，柴胡、炙甘草、沉香各 10 g，山萸肉、补骨脂（盐）各 30 g，白术 20 g，鲜生姜 5 片，枣 10 枚，胡桃（打）4 枚。

上方服 1 剂之头煎约半小时，汗敛喘定。觉气从丹田缓缓上达，少腹之鼓凸、胀急立时消散，3 剂服完食纳如常。患者大喜过望，忘乎所以，食闺女送来大桃 1 枚，喝凉茶 2 杯，一刻钟后又复气坠胀如故。当晚"咕咕"有声，中午不敢进食。气机为病，瞬息万变。由此生冷寒凉，伤脾胃生阳之气，宜温之。用药：干姜 30 g，红参（另打小块吞服）、炙甘草各 10 g,木香、柴胡各 3 g,1 剂后平复如初。

按语:李可认为中气下陷证临床多见,多由内伤积久而来。此症之重者,即张锡纯论述之:"大气下陷症。"脉多细弱,右寸尤弱。上则见气短难续似喘,下则少腹明显鼓胀如孕妇,按之必空软无物,胃下垂多见此症。凡遇此症,万不可见胀消胀,稍涉散气消胀,寒凉败中或消导开破,立见危殆,错则难救!气弱之人,即陈皮之散亦经受不起,宜慎!红参不入煎剂者,汤剂效速,虚馁之人下咽反觉胀闷。打小块吞服,入胃缓缓奏功,使下陷之气,徐徐升达。加山萸肉、补骨脂、胡桃者,有敛固下焦肾气妙用。古谓:"下虚者用补中升陷,虚防提脱。"补中益气汤与人参胡桃汤、青娥丸合方再加山萸肉之酸收,升中有敛有固,使升降复常,效果甚好。

案 2. 张某,28 岁,1983 年 9 月初诊。

主诉:腹胀 2 月余。

病史:因少腹鼓凸如鼓,不能开车,特来求治。追询病史,知由夏季过食西瓜,损伤胃阳,脘痛隐隐。入秋又过食桃李,多次暴饮致醉。渐渐食少便溏,不食亦不饿。气短难续,腰困如折,入暮则少腹鼓凸坠胀,经 X 线钡餐造影诊断为胃下垂重症(胃下缘在骨盆内)。脉大而虚,舌淡胖。消瘦,一个夏天体重减 5 kg。

治则:升阳举陷。

方药:升陷汤去知母,加干姜 10 g,生黄芪加至 30 g。胃病及肾,下元已虚,重加仙灵脾 30 g,枸杞子 30 g,酒泡菟丝子 30 g,盐水补骨脂 30 g,山萸肉 30 g,红参(打小块吞服),五灵脂各 10 g,嘱戒酒,忌生冷油腻。

服药 1 剂,主症消失,又服 5 剂,诸症均愈。X 线钡餐造影示下垂之胃已复位。X 线摄片医师大为惊异,认为胃下垂为慢性顽固性疾病,6 天痊愈实属少见云。

按语:升陷汤加减治胃、子宫、直肠脱垂等脏器弛缓下垂,较补中益气汤为优,治验不可胜记。

第十二节　柴瑞霭医案[12]

案 1. 王某,女,38 岁,1986 年 5 月 4 日初诊。

主诉:脘腹胀满 5 年。

病史:患胃疾 5 年,曾作 X 线钡餐造影诊断为慢性胃炎,胃下垂 5 cm(胃小弯角切迹低于两髂前上棘连线)。自觉脘痞腹满,食后加重,胃脘至脐下如索状坚硬,大便时干时溏,纳食甚少,身高形瘦,按之胃脘至脐下痞满如盘,舌红、苔白,脉弦细弱。

治则:行气消痞,健脾强胃。

方药:《金匮要略》枳术汤加味。枳实、茯苓、炒谷芽各 15 g,炒白术 10 g。每日1 剂,水煎 2 次,早晚饭后温服。

7 剂药后脘痞腹满显著好转,纳食增多,大便成形。再以上方去茯苓服 14 剂。药后心下舒软,纳食正常,诸症基本消失。更以《脾胃论》枳术丸改汤加味:枳实、荷叶各 9 g,炒白术 18 g,炒谷芽 15 g。宗此方调理 1 个月,诸症悉除。再以枳术丸,每次 6 g,日 3次,饭后服用。

按语：素有胃疾，脾胃虚弱，水饮不化，痞结心下致脾胃失和，升降无力，运化失司，水饮、积食互结心下而见心下痞满，胃脘至脐下痞坚如索状坚硬；水气不化积于心下，停积不消故见胃中有振水声；脾胃虚弱，升降无力，故不欲饮食，大便时干时溏。治疗重用枳实为君，行气消痞，意在以消为主，待痞结消减，更以枳术丸重用白术为君，意在补重于消，消于补中。"本意不取其食速化，但令人胃气强不复伤也"。加茯苓淡渗水饮，兼顾胃气，配谷芽与白术协力，荷叶芬芳养脾胃而升清气，更能增强益胃气的作用，所谓"养正积自除"。

案 2. 吴某，女，34 岁，1989 年 10 月 3 日初诊。

主诉：胃下垂 1 年余。

病史：胃脘痞满、脐周按之坚硬而疼痛，且伴有下垂感、吐酸，整日脘胁憋闷，每因情绪变化加重，精神尚可，大便正常，舌红、苔薄白，脉弦弱。

治则：健脾消痞，疏肝理气。

方药：香苏饮合枳术汤加味。紫苏梗 12 g，炒香附、陈皮、枳实、佛手、鸡内金各 9 g，炒白术、炙甘草各 6 g。每日 1 剂，水煎 2 次，分早晚温服。

7 剂药后胃脘痞胀及脐上下坚硬显减，尚有微痛，舌脉同前，故以上方加炒枳壳 9 g，15 剂。诸症悉除。更以枳术丸调理。

按语：此案胃脘痞胀、脐周按之坚硬，且伴有肝郁气滞。故先以香苏饮疏肝理气以消其标，合枳术丸加味健脾消痞以治其本，以枳术丸调理善后。

案 3. 吴某，女，50 岁，1988 年 2 月 19 日初诊。

主诉：胃下垂 10 余年。

病史：常有食后心下痞满，胃脘至脐下按之痞坚，腹部坠胀。近 3 个月症状加重，上消化道造影示中度胃下垂、慢性胃炎。刻下：胃脘至腹痞满而胀，进食更甚，胃脘至脐下痞坚，以胃脘和脐上为甚，口黏纳呆，呕吐恶心，嗳气吞酸，大便时积时溏，舌苔白腻浮黄，脉濡细弦。

治则：健脾和胃消痞，理气化湿导滞。

方药：枳实汤合平胃散加减。枳实、神曲各 12 g，炒白术、苍术、川厚朴、陈皮、鸡内金各 9 g，炒麦芽 18 g。每日 1 剂，水煎 2 次，分早晚温服。

上药服 5 剂后，脘腹痞满而胀，脐周痞坚减轻，知饥索食，纳食增多，呕吐恶心、嗳气吞酸消失，大便正常，舌苔转薄腻。故再以上方 5 剂，除食后胃脘至脐下轻微痞坚外，余无不适。故继以枳术丸改汤加味：枳实、鸡内金、荷叶各 9 g，炒白术 15 g。20 剂。药后症状基本消失。

按语：此案旧有心下痞满，食后更甚，胃脘至脐下痞坚，腹部坠胀等脾虚胃痞的症状，又增脘腹满胀，纳呆呕吐，嗳气吞酸，舌苔白腻等脾胃不和、中焦湿滞的症状，故用枳术汤加鸡内金健脾行气消痞，平胃散燥湿和胃导滞。待症轻病减后用枳术丸健脾消痞，以善其后。

第十三节　董建华医案[13]

案. 王某，男，36 岁。

主诉：胃脘胀 3 年，伴有隐痛。

病史：胃脘胀 3 年,伴有隐痛,西医诊断为胃下垂。纳少食差,食则有坠胀感,站立及行走尤甚,肢倦体困,形体消瘦,便干结。

治则：先开胃降气,使清阳自生发。

方药：太子参 10 g、川黄连 6 g、炒莱菔子 10 g、黄芩 6 g、生姜 5 g、酒大黄 3 g、枳壳 10 g、砂仁 3 g、鸡内金 5 g、香橼皮 10 g、大腹皮 10 g。水煎服,日 1 剂,早晚各 1 次。

守上方 6 剂,胀减,纳增,大便通畅;守上方进 60 余剂,诸症均好转。X 线钡餐造影检查示胃在两髂嵴连线水平 1 cm 以内。守方治疗 1 月余,腹胀消失,胃纳已振。随访 1 年,病情稳定。

按语：经云:"清气在下,则生飧泻;浊气在上,则生腹胀。"此案患者体瘦纳少,食则不运,腹胀如坠,病久不愈。此乃虚中夹滞,若一味益气升提,则胃气愈加郁滞;若单用梳理,则胃气愈加虚弱,胃亦随梳随滞。故应脾胃同治,升降并调,采用升清降浊法使清浊各归其道。标实之际,当先开胃,使胃气得降,清阳自可生发。故方中用黄芩、黄连、酒大黄苦寒降下;枳壳、砂仁、香橼皮、生姜、鸡内金开胃消食;炒莱菔子、大腹皮下气除胀,太子参益气补中。诸药相伍,浊降清升,气机畅达而病自瘥。

第十四节 刘惠民医案[13] *

案. 黄某,男,28 岁,1955 年 9 月 21 日初诊。

病史：7 年来经常上腹疼痛,胀闷、嗳气、食后尤甚,食欲不振,消瘦、无力,X 线钡餐造影检查诊断为胃下垂。面色黄、体瘦,舌淡红、苔薄白,脉沉细。

治则：补中益气、健脾和胃。

方药：自拟胃下垂方。人参 51 g,升白术 90 g,鸡胚粉 150 g,鸡内金 120 g,红豆蔻 45 g。上药共研细粉,每 30 g 药粉加精制马钱子粉 1.5 g,研匀,每次 4.5 g,每日 2 次,饭后服。

服药 1 剂后腹痛、腹胀、嗳气等症大减,食欲好转,体重增加 3 kg,做 X 线钡餐造影复查,胃较前明显上升。嘱其原方继服,以求彻底治愈。

按语：胃下垂一病,多为中气不足,升提无力所致。此案患者形体消瘦,神疲乏力,身体衰弱,故用人参、生白术益气健脾,助其生清之力;鸡胚粉、鸡内金为血肉有情之品,补气生血,健脾助运;红豆蔻温中健脾,加马钱子一味更妙。马钱子含番木鳖碱,既能增强胃肌张力,又能促进消化液分泌,为治疗胃下垂之必备药。诸药相伍,共奏益气补中、健脾和胃之功,使数年之顽疾获得痊愈。

参 考 文 献

[1] 张冰,高承奇,邓娟,等.颜正华教授治疗胃下垂经验[J].中华中医药杂志,2006,
(6):354 - 355.

[2]赵惠.周仲瑛温中化饮治胃下验案一则[J].中国医药,2014,9(6):889.

---

　* 此医案原作者未提供主诉。

［3］祝正杰.徐景藩临证治验[J].山东中医杂志,2012,31(12)：905,906.

［4］金布和.封万雪用疏肝治治疗胃下垂[J].内蒙古中医药,2000,(3)：1.

［5］迟伟,王涛,黄友娟.李寿山治疗胃下垂(胃缓)经验[J].光明中医,2013,28(4)：665,666.

［6］岳良明.杨宣舒主任医师治疗胃下垂的经验[J].四川中医,2000,(3)：1,2.

［7］张小萍,徐云生.张海峰应用黄芪经验举隅[J].山东中医杂志,1996,(8)：373,374.

［8］牟昭霓.李寿彭主任医师治疗胃下垂经验介绍[J].新中医,2015,47(5)：26,27.

［9］吕景山.施今墨医案解读[M].北京：人民军医出版社,2009：108,109.

［10］邱志济,朱建平,马璇卿.朱良春治疗胃下垂对药的临床经验[J].辽宁中医杂志,2000,(10)：438,439.

［11］李可.李可老中医急危重症疑难病经验专辑[M].太原：山西科学技术出版社,2006：253－255.

［12］柴巍,柴崑,柴岩,等.柴瑞霭辨证治疗胃下垂经验举隅[J].山西中医,2005,5(3)：11－13.

［13］崔应珉.中华名医名方薪传[M].郑州：郑州大学出版社,2009：131－133.

第十章 胃下垂的预防调护

第一节 起居调适,饮食调护

一、生活习惯

改变不良的生活习惯,有利于胃下垂患者的康复及症状改善,并且可以预防复发及变生他病。需注意以下几个方面。

（一）顺应四时,起居有常

四时寒暑,既是人体赖以生存的重要条件,又是损伤人体导致疾病的重要原因,人体除脏腑阴阳气血等存在着与四时相适应外,神气的活动也需与四时的变化相适应,才能保持清净内守、健康无病。胃下垂患者正气不足,五脏虚损,抗病能力弱,若感受四时寒凉温热之邪气,不仅会导致病情加重、症状复发,亦会引起他病。

胃下垂患者脾胃虚弱,适应能力减退,体力渐弱。《素问·四气调神大论》[1]中提到"春三月……夜卧早起,广步于庭,被发缓形,以使志生,生而勿杀,予而勿夺,赏而勿罚,此春气之应,养生之道也……夏三月……夜卧早起,无厌于日,使志无怒,使华英成秀,使气得泄,若所爱在外,此夏气之应,养长之道也……秋三月……早卧早起,与鸡俱兴,使志安宁,以缓秋刑,收敛神气,使秋气平,无外其志,使肺气清,此秋气之应,养收之道也……冬三月……卧晚起,必待日光,使志若伏若匿,若有私意,若已有得,去寒就温,无泄皮肤,使气亟夺,此冬气之应,养藏之道也。"这提示人们要顺从四时阴阳变化调养精神情志和生活起居,才能体健神旺,减少疾病的发生。因此,胃下垂患者更应顺应四时,适之寒暑以保天年。

（二）保证充足的睡眠

睡眠是最理想的休息方式,经过一夜的酣睡,多数人醒来时会感到精神饱满、体力充沛。科学研究证明,睡眠不足可影响糖代谢,出现糖耐量受损,以及 leptin、ghrelin 等代谢激素分泌异常,使食欲亢进[2],致使胃下垂患者症状加重或复发。

此外,睡眠在整个人的心理健康和心理社会调节中起着至关重要的作用。特别值得注意的是,睡眠不足或中断是一些精神类疾病的并发症和危险因素,包括最常见的焦虑和情绪障碍。研究表明,睡眠不足可导致负面情绪的增加,积极情绪的减少[3~6]。因此,保证充足、高质量的睡眠对胃下垂患者来说是十分重要的。

（三）戒烟戒酒

研究显示,吸烟可使胃的固形食物排出减慢,流质食物排出延迟或不变,主要由于烟草中的尼古丁使幽门括约肌松弛,运动功能失调,致使十二指肠内容物、胆汁、磷脂及胰液等逆流入胃,使黏膜损伤;吸烟可使胃壁的血流减少,使胃蠕动功能减弱;烟雾中的自由基进入人体促使体内脂质过氧化过程增强,导致胃肠道的多部位细胞膜正常生理功能发生障碍。这些结构和功能上的变化无疑会引起胃肠道消化和吸收功能的减退[7]。

酒精,即乙醇,主要由胃肠道与呼吸道吸收,并经由肝脏代谢。乙醇是一种有机溶剂,对胃黏膜有很强的腐蚀性。研究表明,乙醇浓度在14%以上时,可显著破坏胃黏膜屏障的形态结构与功能,进而破坏胃黏膜的正常代谢所需的生理环境。乙醇在胃黏膜内代谢分解为乙醛,乙醛与胃黏膜蛋白结合,参与对胃黏膜的损伤。乙醇亦能影响黏蛋白寡聚糖结构的合成并诱发氧自由基导致胃黏膜脂质过氧化,造成胃黏膜损伤。此外,乙醇还可引起中性粒细胞浸润,并释放髓过氧化物酶(MPO)、氧自由基、活性氧化代谢产物(如超氧化阴离子、蛋白酶)并黏附于血管内皮造成大血管闭塞等导致黏膜损伤[8]。

因此,戒烟戒酒对胃下垂患者的治疗、康复及预防复发起到重要作用。临床上,应积极建议患者远离烟、酒的危害。

(四) 保持良好的心理状态

胃下垂的发生发展与精神心理状态关系密切[9]。脑-肠轴是中枢神经系统与肠神经系统之间的双向信息通道,连接胃肠道与情感认知中枢功能。精神心理异常可通过脑-肠轴传递,破坏下丘脑及边缘系统的平衡,使胃肠收缩的频率和传导速度减慢,进而导致胃排空障碍,出现腹胀、腹痛、嗳气等消化不良症状。而这些脑-肠信号的转导主要通过各种神经递质的作用得以实现,即脑肠肽,其分布于肠神经系统及中枢神经系统中,是情感认知中枢与肠神经系统相互联系的双向交通通路分子基础[10]。患者最常见的心理障碍即焦虑、抑郁,有时可见两者共存。这不仅无益于疾病的治疗,相反还会加重病情,使疾病进一步发展。因此,临床上,一方面,医生要了解患者除躯体疾病外,还要具备可能伴随心理障碍的意识,并可通过各种量表对其心理状态进行判断,进行针对治疗。另一方面,可对患者进行健康宣讲,针对患者的心理状态,从心理调摄、预防、食疗、运动、并发症防治等方面进行全面的指导,不断鼓励和支持患者,增进患者与疾病做斗争的信心和勇气[11]。

二、饮食习惯

饮食调理对胃下垂患者至关重要,是治疗胃下垂患者不可缺少的重要手段,也是胃下垂患者康复和预防复发的重要措施。其效果虽不像药物、手术治疗那样直接,但长期坚持却对改善或消除症状、预防并发症是十分有益的,而且具有经济、实惠、可靠、安全的特点。

胃下垂患者饮食调理的原则[9]有以下几点。

(一) 饮食有节,忌过饥过饱、偏嗜五味,宜少食多餐

《素问·五常政大论》[1]中提到“谷肉果菜,食养尽之,无使过之,伤其正也”“饮食自倍,肠胃乃伤”“谷不入,半日则气衰,一日,则气少”,均认为饮食宜有节,忌过饥过饱。过饥是指长期的食物摄入过少,胃下垂患者多有消化不良的表现,再加之进食过少,气血生成不足,脏腑失养,正气亏虚,更不利于胃下垂的恢复;过饱则指暴饮暴食,超过了胃肠的承受能力,造成食积不化,壅塞胃肠,加重胃下垂的症状。《灵枢·五味论》[12]提到"五味入于口也,各有所走,各有所病",故应尽量避免五味偏嗜,尤其是胃下垂患者,其胃肠功能减弱,进食宜清淡,最好定时定量,做到少食多餐,既摄入了充足的营养,又避免了食物积滞。

（二）营养均衡

胃下垂患者多消化吸收较差,体力及肌肉力量弱,易发生营养不良,出现消瘦、乏力、爪甲脱落、头发干枯、脱发、食欲减退、精神不振、注意力不集中、记忆力减退等表现。因此,日常饮食需注意膳食营养的搭配,尤其是糖、脂肪、蛋白质三大营养物质的比例。由于脂肪特别是动物脂肪在胃内排空最慢,若摄入过多,会导致胃的承受压力增加,加重食物潴留,导致胃部的不适症状加重,故要适当限制脂肪的摄入。而蛋白质是人类生存活动所必需的营养成分,适量增加易消化的高蛋白食物,如鸡肉、鱼肉、瘦猪肉、鸡蛋、牛奶等,以增强患者的体力、缓解疲劳。此外,高蛋白食品具有较强的饱腹感,能避免患者一次性进食过多,从而预防胃部不适的发生。而食用适量的水果,补充维生素也是必要的[13]。

（三）避免不良刺激

1. 减少食用刺激性强的食物

刺激性强的食物,如辣椒、姜、冷饮、过量酒精、咖啡、可乐及浓茶等,还有过于坚硬的食物如笋干等,会使胃下垂患者的反酸、胃灼热症状加重,进而影响病情。

2. 避免含有咖啡因的食品

含有咖啡因的食品如咖啡、可可、浓茶等。咖啡因可通过兴奋中枢神经系统的迷走中枢,引起胃腺分泌亢进,亦可刺激胃局部释放组胺进而造成胃壁细胞泌酸增加[14],会引起胃下垂患者的症状加重或病情反复。

（四）进食需细嚼慢咽

胃下垂患者的胃壁张力减低,蠕动缓慢,用餐速度需要相对缓慢些,充分咀嚼、细嚼慢咽,以利于消化吸收、增强胃蠕动,促进排空速度,缓解腹胀不适[15]。如果进食速度过快,食物就会堵塞在胃中。另外,口腔对食物的咀嚼过程会反射性刺激胃的蠕动,增强胃壁张力,导致患者胃部不适加重。而细嚼慢咽会增加患者的饱腹感,避免进食过多导致的消化不良,因此,胃病患者应采用少食多餐的用餐方式[15]。

（五）防止便秘

胃下垂患者的胃肠蠕动功能较正常人缓慢,若饮食不当或饮水不足,则易发生便秘,而便秘又会加重胃下垂的程度[16],从而形成恶性循环。所以,胃下垂患者需特别注意防止便秘。日常饮食中多摄入水果、蔬菜,增加维生素和纤维素的摄入量,以促进胃肠蠕动,防止便秘发生。

（六）饭后作短暂的休息

胃下垂患者可在餐后卧床休息45～60分钟,以减轻胃的负担。但餐后不可立即午睡。一般来说,食物进入胃肠道后,1～2小时内达到吸收高峰,4～5小时才能完全排空。吃饱饭后,胃肠功能正在发挥作用。而人在睡着时,大部分机体组织器官开始进入代谢缓慢的"修整"状态,容易引起消化功能的紊乱和吸收不良[17]。

第二节　中医养生调护

一、按摩

（一）腹部按摩

腹部按摩是调节脾胃升降功能极其有效的方法,人体气机升降出入取决于各脏腑组织的作用,因为它关系到脏腑、经络、气血、阴阳等方面的功能活动。然而脾胃位于中焦,脾主升,胃主降,为人体气机升降出入的枢纽。腹部按摩通过腹部的冲脉直接影响冲、任、督、胃四脉的功能,进而对五脏六腑十二经脉的气血产生影响,起到健脾补气,恢复脾的运化、提升功能的作用[18]。同时,腹部按摩也可对其他脏腑的功能起到调节作用,有益于人体元气的资生,更利于胃下垂患者的恢复。

摩胃脘部(上腹部以中脘穴为中心):用手掌面抚摩 200 次。要领:用一手的手掌面紧贴于胃脘部作顺时针方向的抚摩(不可逆时针方向),手法用力轻柔,一般不带动皮下组织。局部有温热感,并有层层透入至腹腔深部的感觉,以透热为佳[19]。

摩腹部(以神阙为中心):用手掌面在腹部抚摩 100 次。要领:以一手掌心对准神阙,五指并拢作逆时针方向不带动皮下组织的抚摩,动作宜轻柔和缓,局部有温热感,并层层透热至腹内[19]。

托颤法:根据胃下垂的位置,用手掌面自下而上做托颤法,边上托边颤动,反复 10 次。要领:用一手小鱼际部托住下垂胃体的下缘并向上托起,边颤动边向上托,一直托至中脘,再依此重复操作 10 次,要求上托的速度宜慢,颤动频率宜快,使腹内胃体有明显向上提托的感觉[19]。

（二）穴位按摩

可选择中脘、关元、脾俞、胃俞、足三里、百会[19]等穴位进行揉按。

1. 中脘

定位:在上腹部,脐中上 4 寸,前正中线上[20]。

分析:中脘为胃之募穴、八会穴之腑会,可治疗胃痛、腹胀、纳呆等脾胃病证;黄疸、癫狂、脏燥等证[20]。

方法:用中指螺纹面按揉 100 次。

要领:中指螺纹面按于中脘上,可用示指压在中指末节上来增强中指的力道,用中指作顺时针方向的按揉,手法用力适中,频率宜稍快,必要时可用中指行重按法或振法操作。操作以局部有温热感为宜[19]。

2. 关元

定位:在下腹部,脐中下 3 寸,前正中线上[20]。

分析:关元为小肠之募穴,可治疗腹泻、痢疾、脱肛、便血等肠腑病证;中风脱证、虚劳冷惫、羸瘦无力等元气虚损病证;泌尿系统、妇科、男科等疾患。此穴为临床保健灸常用穴[20]。

方法:用中指螺纹面按揉 100 次。

要领:同中脘。

3. 脾俞、胃俞

定位：脾俞在脊柱区，第 11 胸椎棘突下，后正中线旁开 1.5 寸[20]。胃俞在脊柱区，第 12 胸椎棘突下，后正中线旁开 1.5 寸[20]。

分析：脾俞为脾之背俞穴，可治疗腹胀、纳呆、呕吐、腹泻、痢疾、便血、水肿等脾胃肠腑病证；多食善饥、身体消瘦及背痛等病。胃俞为胃之背俞穴，可治疗胃脘痛、呕吐、腹胀、肠鸣等胃疾及多食善饥、身体消瘦等疾患[20]。

方法：用双手拇指螺纹面同时按揉两侧穴位，每穴各 100 次。

要领：拇指向后两手叉腰，拇指按于穴位上，右手作顺时针方向的按揉，左手作逆时针方向的按揉，用力适中。局部有明显酸胀感[19]。

4. 足三里

定位：在小腿外侧，犊鼻下 3 寸，胫骨前嵴外一横指处，犊鼻与解溪连线上[20]。

分析：足三里为合穴、胃下合穴，可治疗胃痛、呕吐、噎膈、腹胀、腹泻、痢疾、便秘等胃肠病证；虚劳诸症；下肢痿痹、神志病、外科疾患。此穴为强壮保健要穴[20]。

方法：用两手中指指端同时按揉 100 次。

要领：用两手中指指端按于穴位上，右手作顺时针方向的按揉，左手作逆时针方向的按揉，手法宜偏重。局部有酸胀感或酸痛感[19]。

5. 百会

定位：在头部，前发际正中直上 5 寸[20]。

分析：可治疗脱肛、阴挺、胃下垂、肾下垂等气失固摄而致的下陷性疾病；神志病、头面部病证等[20]。

方法：用一手中指螺纹面按揉 100 次。

要领：用力宜适中，带动皮下组织按揉，意念集中在胃脘部。操作时局部有轻度胀痛感[19]为宜。

（三）其他

其他方法主要是擦脾俞至大肠俞。

定位：脾俞在脊柱区，第 11 胸椎棘突下，后正中线旁开 1.5 寸。大肠俞在脊柱区，第 4 腰椎棘突下，后正中线旁开 1.5 寸[20]。

方法：两手握拳，用拳眼同时擦两侧膀胱经脾俞至大肠俞 30 次。

要领：两手拳眼分别置于两侧脾俞上，自脾俞向下至大肠俞作上下往返摩擦，用力适中，频率稍快。局部有湿热感，并层层透入深层组织，以透热为佳[19]。

二、艾灸

灸法是指借灸火的热力和药物的作用，对腧穴或病变部位进行烧灼、温熨，达到防治疾病目的的一种方法。灸法具有温经散寒、扶阳固脱、消瘀散结、防病保健的作用[20]。艾灸对胃下垂能起到补脾益肾、提升固脱的作用，尤其适用于脾虚气陷、脾肾阳虚、脾虚饮停的胃下垂患者。对胃阴不足的胃下垂患者艾灸应注意施灸量不宜过大。

主要穴位：百会、足三里、关元、脾俞、胃俞、中脘[21~23]。

方法：可采用艾条、艾盒、隔姜灸等方法。每个穴位灸 5~10 分钟，以所灸皮肤红晕为度[20]。

注意：孕妇慎用，阴虚火旺者灸量宜小；施灸时应防止艾火烫伤皮肤，用过的灸条需注意熄灭，小心复燃；若因被艾条灼伤而出现水疱，需及时处理，必要时就诊[20]。

三、运动

胃下垂的治疗需注意饮食调养，但也不能忘记进行运动锻炼。朱震亨说："天之为物，故恒于动；人之有生，亦恒于动。"[24]胃下垂的发生与膈肌悬吊力不足，胃膈韧带、肝胃韧带松弛，腹内压下降及腹肌松弛的因素有关[25]。

运动项目的种类众多，流派各异，患者应根据个人情况，结合实际运动条件，遵循因人制宜和因时制宜，掌握动静结合、循序渐进、持之以恒、运动适度等原则，以期收到预期的运动效果[26]。胃下垂患者可结合自身情况，选择对全身情况及腹肌、膈肌进行锻炼。

（一）全身运动

1. 太极拳

太极拳是中国古老的保健运动之一，现今最为人熟知的有杨氏太极拳、武氏太极拳、吴氏太极拳、孙氏太极拳、陈氏太极拳五大太极拳流派。研究证实，经常练习太极拳能加强机体的新陈代谢，同时提高消化机能和机体的免疫力。此外，对神经系统、呼吸系统、心血管系统的功能都有促进作用，并对人体各系统的慢性病均有防治作用[26]。因此，太极拳是十分适宜于胃下垂患者及各种慢性疾患人群的运动。

太极的形体动作以圆为本，一招一式均由各种圆弧动作组成，拳路的一招一式又构成了太极的图形，故观其形，连绵起伏，动静相随，虚实相间，圆活自然，变化无穷。太极拳的锻炼要求手、眼、身、步法动作协调。注重内外合一，形神兼备。其拳形为"太极"，拳意亦在"太极"，以太极之动而生阳，静而生阴，激发人体自身的阴阳气血，以意领气，运于周身，如环无端，周而复始[27]。长期练习具有通调脏腑、疏通经络、补益气血、强筋健骨等重要作用[26]。

2. 八段锦

八段锦之名，最早出现在南宋洪迈所著《夷坚志》中，如"政和七年，李似矩为起居郎……常以夜半时起坐，嘘吸按摩，行所谓八段锦者[28]。"在流传中，总的来看，八段锦被分为南北两派，北派托名将岳飞所传，动作繁而难，以刚为主，称武八段；南派附会梁世昌，动作难度不大，以柔为主，称文八段。文八段运动量小，动作相对柔和，为常见的养生保健功法。通过八种不同的动作，能够调理三焦和脾胃的功能，起到增气力、通经脉、调血气、舒筋骨、养脏腑、清心火、强腰固肾的功效，是机体全面调养的健身运动[26]，对胃下垂患者来说是不错的选择。患者可选择全套八段锦进行锻炼，也可选择其中健脾胃、理三焦等内容进行加强锻炼，可每日早晚各练1遍，一般练到出汗为度。

3. 五禽戏

五禽戏属古代引导术之一。五禽戏之名相传出自华佗，为两千多年前的名医华佗在总结前人经验的基础上所创。《后汉书·方术传》载，华佗云："我有一术，名五禽之戏，一曰虎、二曰鹿、三曰熊、四曰猿、五曰鸟。亦以除疾，兼利蹄足，以当引导[29]。"所谓五禽戏，就是指模仿虎、鹿、熊、猿、鸟五种禽兽的动作，组编而成的一套锻炼身体的方法，因行之有效，备受后世推崇[26]。

五禽戏具有强壮身体的作用,能够养精神、通经络、行气血、调脏腑、强筋骨、利关节。研究表明,经常练习五禽戏可以增进食欲,加快血液循环,增强人体的免疫力,提高人体的运动能力和平衡能力,使人手脚灵活、步履矫健,对于许多慢性疾病都有预防及防止复发的功效[26]。

(二)其他

1. 仰卧起坐、半仰身坐

没有条件使用体育器械锻炼者,可采取仰卧起坐的锻炼方法,也是最主要的局部锻炼腹肌的方法,患者可根据自身情况选择每日做 3~5 次,每次做累为止。在普通仰卧起坐的基础上,还可以练习半仰身坐。它是在仰卧起坐的基础上对腹直肌进行强化训练的有效方法。方法:仰卧在地板或床上,双手抱头,两脚钩住床头的皮带等固定物。接着,挺胸直腰、头部上顶,以拉长上体。然后,腹部发力,上体平稳抬起,当与地面呈45°夹角时,保持姿势不动,做静力性锻炼。呼吸为顺畅的胸式呼吸,不能屏气憋劲。静停30 秒左右为一组,遂仰卧或起身休息[30]。

2. 卧位呼吸法

患者取卧位或仰位,姿势不限,若仰卧位时,须将臀部适当垫高或将床脚垫高约5 cm。先吸再呼,停闭,重复进行。吸气时舌抵上腭,默念字句的第一个字,呼气时落舌,默念第 2 个字,停闭时舌不动,默念其余的字。所选用的字可由少渐多,如"胃上升""胃体上升"等。总体步骤为卧位,全身放松、吸气,意守丹田、呼气。如此反复进行,速度宜缓慢,每次 10~20 分钟,每日 1~2 次,一般在锻炼前做[31]。

3. 引导站桩功

两足开立,与肩同宽,两膝微屈,挺胸拔背,全身放松。两手心朝上,指尖相对放在脐上,随吸气两手上升至心中,随呼气至脐下。如此反复,呼吸要求松静细缓,勿故意憋气。吸气时意想两手托胃缓缓向上升,呼气时意守丹田[32]。

第三节 胃下垂的心理评估与精神调护

随着社会化进程的飞速发展,生活节奏的日益加快,消化系统疾病的发病率逐渐增高,其中又以胃肠道疾病最为典型。越来越多的研究证明,胃肠疾病是心理社会应激与生物学因素共同作用的结果。近年来,随着现代医学模式由单一生物医学模式向生物-心理-社会医学模式的转变,心身疾病也逐渐受到医学界的广泛关注。据统计,综合医院各科心身疾病占患者总数的 25%~35%[33]。在发达国家心身疾病的发病率占疾病谱的 80%,我国大中城市心身疾病的发病率也占 40%[34]。特别是消化系统心身疾病的病种和发病率居内科心身疾病的首位,占消化系统所有疾病的 45%~75%[35]。

一方面疾病的治愈与转归会受到精神心理调节的制约;另一方面胃肠道疾病本身也影响着患者的心理状态。

一、精神心理因素与胃肠疾病相互作用的生理病理

胃肠疾病与社会环境、精神、心理等因素之间的病理生理学机制尚不明确。但多数研究已发现中枢神经系统与胃肠道系统间通过神经及体液双重调节存在着广泛联系，其影响涉及胃肠动力学、胃肠道分泌功能、内脏敏感性、胃肠道免疫防御功能、胃肠道菌群失调或移位等诸多方面，这为探讨胃肠疾病与精神心理因素的相互作用提供了依据[11]。

诺贝尔生理学或医学奖获得者巴甫洛夫曾说过，消化道是心理活动的一面镜子，当人的压力增大，或者在消极情绪的影响下，会出现焦虑抑郁的心理状况，这种心理障碍会导致消化道的变化。当然，心理因素并不是直接影响消化系统的，而是通过一系列的中介机制，包括神经生理机制、神经内分泌机制和精神免疫机制[11]。

从神经生理机制看，长期持续的心理应激可对大脑功能产生不良影响。通过脑-肠轴，即通过交感和副交感神经路径连接的自主神经-肠神经系统和中枢神经系统，一方面可使交感神经中枢兴奋，胃肠功能受到抑制；另一方面也可使副交感神经中枢兴奋，胃肠道功能则相应亢进，从而引起一系列的身心疾病。从神经内分泌机制来看，长期的情绪障碍，一方面可直接导致下丘脑功能紊乱，使激素分泌亢进；另一方面血液中儿茶酚胺增加，大脑皮质兴奋性增强，使迷走神经兴奋，导致胃酸、胃蛋白酶等分泌增多，使胃肠黏膜血流减少，胃肠的防御功能降低，从而引起各种胃肠道身心疾病。从精神免疫机制来看，有研究证明，心理应激状态下类固醇增加，类固醇具有抑制巨噬细胞的吞噬能力，干扰淋巴细胞形成，影响 T 淋巴细胞功能发生的作用，从而导致疾病发生[11]。

鉴于胃肠病理生理与心理及精神因素之间的关系，有学者形象地将胃肠道疾病称为人类情绪的反映板，胃肠疾病的发生常伴有不同的心理健康问题，忽视胃肠道疾病中的心理因素，一定程度上会给治疗和干预带来影响。

二、心理评估

胃下垂为慢性胃肠道疾病，由于需长期服药及进食限制，病程长且病情反复，容易给患者心理上造成压力，常见的有失眠、头痛、头昏、迟钝、忧郁等神经精神症状，还可有低血压、心悸及站立性昏厥等表现。长期的心理压力，更容易诱发或加重精神心理疾病。其中最常见的心理障碍即焦虑、抑郁，有时可见两者共存。

焦虑和抑郁不会直接导致胃下垂的发生，但与胃下垂症状的复发及加重有密切联系。血清褪黑素及胃动素均能促进胃肠运动，研究发现，当人出现抑郁情绪时，会出现血清褪黑素及胃动素水平显著降低，进而导致胃肠运动减弱。而当患者处于焦虑状态时，则会通过影响其体液、神经途径而导致胃肠动力下降，还会导致患者过分关注自身的躯体症状，致使病情反复发作，形成恶性循环，影响患者生活质量。

临床上，当怀疑有焦虑抑郁症状的胃下垂患者，可考虑通过应用各种量表来对患者焦虑、抑郁状态的严重程度进行评估。

常见的自评量表有抑郁自评量表（self-rating depression scale，SDS）、焦虑自评量表（self-rating anxiety scale，SAS）、汉密尔顿抑郁量表（Hamilton depression scale，HAMD）、汉密尔顿焦虑量表（Hamilton anxiety scale，HAMA）、焦虑症筛查量表（GAD－7）、抑郁筛查量表（PHQ－9）、躯体症状群量表（PHQ－15）等[36]。

（一）抑郁自评量表[37]

抑郁自评量表的原型是 Zung 在 1965 年编制的抑郁量表。SDS 含有 20 个项目，每个项目由 4 级评分构成。20 个项目包括精神性-情感症状 2 个项目、躯体性障碍 8 个项目、精神运动性障碍 2 个项目、抑郁性心理障碍 8 个项目,用于衡量抑郁状态是否存在、轻重程度及在治疗中的变化。特点是使用简便,并能相当直观地反映抑郁患者的主观感受。此量表主要适用于具有抑郁症状的成年人,包括门诊及住院患者,也可以用于流行病学调查。

此量表由 20 道题组成,每个问题采用 1~4 四级评分法,让被试者根据自己一周以内的感觉来选择回答。此量表是自我评价,因此不需要别人参与,也不用别人提醒。如果不识字,可以由试者念题目,由被试者自己判定轻重程度,做出回答。

将所有项目得分相加,即得到总分(原始粗分),总分超过 41 分可考虑筛查阳性,表明被试者可能有抑郁症状存在,需进一步检查。按中国常模,将原始分乘以 1.25 后取整数部分,就得到标准分(T)。根据中国常模,抑郁自评量表标准分的分界值为 53 分,其中 53~62 分为轻度抑郁,63~72 分为中度抑郁,72 以上为重度抑郁。但需注意的是,关于抑郁症状的临床分级,除参考量表分值外,主要还应根据临床症状,特别是要害症状的程度来划分,量表总分值仅能作为一项参考指标而非绝对标准。

(二) 焦虑自评量表[37]

焦虑自评量表由美国杜克大学医学院的华裔教授 Zung 于 1971 年编制,适用于具有焦虑症状的成年人,也可以用于流行病学调查,具有广泛的应用性。焦虑自评量表共20 个项目。每个项目按症状出现的频率分为 4 级评分,其中 15 个为正向评分,5 个为反向评分。

焦虑自评量表的主要统计指标为总分,将 20 个项目的各个得分相加,即得到总分(原始粗分),总分超过 40 分可考虑筛查阳性,表示被试者可能存在焦虑,需进一步检查。用粗分乘以 1.25 以后取整数部分,就得到标准分(T)。按照中国常模结果,焦虑自评量表标准分的分界值为 50 分,其中 50~59 分为轻度焦虑,60~69 分为中度焦虑,70分以上为重度焦虑。需要注意的是,由于焦虑是神经症的共同症状,所以 SAS 在各类神经症鉴别中作用不大;关于焦虑症状的临床分级,除参考量表分值外,主要还应根据临床症状,特别是主要症状的程度来划分,量表总分仅能作为一项参考指标而非绝对标准。

(三) 汉密尔顿抑郁量表

汉密尔顿抑郁量表由 Hamilton 于 1960 年编制。此量表共有 17 项、21 项和 24 项三种版本,是临床上应用最普遍的评定抑郁状态的量表[38]。

24 个项目几乎包含了抑郁症所有的常见症状,可归纳为 7 个因子:① 焦虑/躯体化,由精神性焦虑、躯体性焦虑、胃肠道症状、疑病和自知力、全身症状 6 项组成;② 体重减轻;③ 认知障碍,包括自罪感、自杀、激越、人格或现实解体、偏执症、强迫症状 6 项;④ 日夜节律变化;⑤ 迟缓,由抑郁情绪、工作和兴趣、迟缓和性症状 4 项组成;⑥ 睡眠障碍,由入睡困难、睡眠不深和早醒 3 项组成;⑦ 绝望感,由能力减退感、绝望感和自卑感3 项组成。每个因子各项得分的算术和即为因子分[38]。

在汉密尔顿抑郁量表的评分中,总分是一项很重要的资料,能较好地反映病情的严重程度,即症状越轻,总分越低;症状越重,总分越高。通过总分在心理咨询或药物治疗前后的变化来衡量各种心理、药物干预的结果,还可以了解研究对象症状的严重程度。

按照 Davis JM 的划分,对于 24 项版本,总分>35 分可能为严重抑郁;>20 分,可能是轻或中度的抑郁;<8 分,则没有抑郁症状。因子分可以反映患者的抑郁症状的特点,同时也可以反映心理或药物干预前后靶症状的变化特点[38]。

（四）汉密尔顿焦虑量表

汉密尔顿焦虑量表由 Hamilton 于 1959 年编制,是精神科临床评定焦虑症状的最常用的量表之一。此量表包括 14 个项目,采用 0~4 分的 5 级评分法,分为躯体性和精神性两大类因子。躯体性焦虑因子包括肌肉系统症状、感觉系统症状、心血管系统症状、呼吸症状、胃肠道症状、生殖泌尿系症状和自主神经系统症状;精神性焦虑因子包括焦虑心境、紧张、害怕、失眠、认知功能、抑郁心境及会谈时行为表现等[38]。

汉密尔顿焦虑量表的得分为总分和因子分。总分即所有项目评分的算术和,为 0~56 分。汉密尔顿焦虑量表有两个因子,每个因子所包含的所有项目得分总和即因子分。汉密尔顿焦虑量表的总分能较好地反映焦虑和抑郁障碍患者焦虑的严重程度和对各种药物、心理干预效果的评估。按照我国量表协作组提供的资料,总分>29 分,可能为严重焦虑;>21 分,肯定有明显焦虑;>14 分,肯定有焦虑;>7 分,可能有焦虑;<7 分,便没有焦虑症状。一般来说,汉密尔顿焦虑量表总分>14 分,提示被估者具有临床意义的焦虑症状。通过汉密尔顿焦虑量表因子分,不仅可以反映患者焦虑症状的特点,同时也可以反映靶症状群的治疗效果[38]。

三、胃下垂伴焦虑抑郁患者的心理咨询与治疗

随着生物-心理-社会医学模式的建立,心理治疗也成为疾病治疗中一个必不可少的环节。胃肠道易受内外缓解的刺激及情绪影响,是心身最敏感的器官,故及时有效地给予心理咨询、心理治疗或抗焦虑抑郁治疗可改善患者的症状和病理生理异常。

治疗原则必须兼顾生物学与心理社会因素诸方面,在采用有效的生物医学手段对躯体水平上的病例改变进行处理的同时,又要在心理和社会水平上加以干预或治疗。要点包括:① 生物治疗与心理治疗并重;② 心理治疗遵循个性化原则,即对不同的患者需采取不同的治疗方案;③ 遵循心理成长与躯体康复并重原则,使治疗过程既是躯体疾病康复的过程,又是患者不良行为习惯矫正及心理成长的过程[39]。

四、胃下垂伴焦虑抑郁患者的西医治疗

（一）心理治疗

一是消除心理社会刺激因素,改变患者的认知方式,减轻焦虑、抑郁等情绪反应。二是消除心理学病因,矫正患者的人格特征、行为类型,以及患者的生活习惯和工作环境等,提高心理防御能力。三是帮助患者认识和消除心理致病因素,逆转患者的心理病理过程,对所患疾病和所用药物进行科学、合理、通俗易懂地解释,打消患者的担忧和顾虑[36]。

（二）药物治疗

消化心身疾病的药物治疗,应在专科用药的基础上,适当选用抗焦虑、抗抑郁的药物。其用药基本原则:少药味、小剂量、短疗程。特殊病例,因人而异。首先选择起效快,不良反应少,依赖性低的药物。常用的抗焦虑、抗抑郁药物有三环类、四环类、苯二氮卓类、5-羟色胺再摄取抑制剂（SSRI）、选择性 5-羟色胺和去甲肾上腺素再摄取抑制

剂(SNRIs)、多巴胺再摄取抑制剂(NDRT)、去甲肾上腺素能和特异性5-羟色胺能抗抑郁药(NaS-SA)等几大类。鉴于抗抑郁、抗焦虑药物种类较多,使用较为复杂,消化科医生如缺乏临床经验,可在精神科医生协助下应用[36]。

(三)特异心理训练治疗

如精神分析疗法、放松训练、催眠治疗、暗示疗法、系统脱敏疗法、生物反馈疗法、认知疗法、森田疗法、音乐疗法等[36]。

1. 精神分析疗法

精神分析疗法是通过特殊的治疗设置,根据精神分析理论,运用自我联想、解释、释梦和移情等精神分析技术,经过对患者的潜意识的心理冲突和不成熟防御方式的理解和调整,达到缓解症状,促进患者人格的成熟[39]。

2. 放松训练

放松疗法是指在安静环境中,按一定的要求完成特定的活动程序,通过反复练习,使个体学会有意识地控制自身的心理和生理活动,产生松弛状态,使迷走神经和交感神经的活动处于良好的平衡状态,提高机体抵抗应激的效果,调整应激引起的心理生理功能的紊乱[40]。

渐进性肌肉放松为治疗广泛性焦虑的常用方法。渐进性肌肉放松是通过有意识地按一定顺序逐步绷紧和放松全身肌肉,同时,有意识地感受身体的松轻重和冷暖的程度,使个体掌握主动松弛过程,目的是诱导人体进入松弛状态,降低动系统的功能,提高营养系统的功能,降低应激水平,减轻负性情绪,改善生理功能的一种方法。其具有简单易行、安全有效,无副作用,不需要专门仪器,可以随时随地自行练习,经济实用的特点[40]。

3. 催眠治疗

催眠是运用心理暗示和受术者潜意识沟通的技术。催眠疗法是运用心理暗示的手段,使心理活动达到某种境界,呈现一种特殊的意识状态,即催眠状态,进而治疗疾病的一种方法。人的心理与生理一样具有自身免疫和调节能力,一般的负面情绪可通过自身免疫和调节能力解决。但一旦超过了自身免疫调节能力,就可以考虑使用催眠来帮助解决。患者可在专业催眠师指导下,应用高度暗示性催眠术来改善负面的情绪,并进入放松状态,从而调节患者的情绪状态[41]。

4. 暗示疗法

暗示疗法就是采用语言或某种刺激物以含蓄、间接的方式对患者的心理状况加以影响,诱导患者接受某种信念,重建自信心,或改变其情绪及行为,使其情绪和行为朝向特定的方式反应[40]。

5. 系统脱敏疗法

系统脱敏疗法,又称交互抑制疗法,由南非心理学家Wolpe首创。依照行为学派的观点,人的一切行为、习惯都是学习的结果;不良行为、习惯是错误的学习和不良强化的结果。因此,系统脱敏疗法是通过设计良好的环境,施以积极的、良性的强化来达到消除不良行为的目的[42]。

6. 生物反馈疗法

生物反馈疗法是通过现代电子仪器,将个体在通常情况下不能意识到的体内生理功能予以描记,并转化为数据、图形或声、光等反馈信号,让求助者根据反馈信号的变化了解并学习调节自己体内不随意的内脏机能及其他躯体机能，达到防治疾病的目的[38]。

7. 认知疗法

认知疗法是指通过改变不合理的思维方式，来达到消除不良情绪和不良行为的一组心理治疗方法。此治疗学派产生于20世纪中叶，其中有代表性的有埃利斯的合理情绪行为疗法（REBT）、贝克和雷米的认知疗法（CT）和梅肯鲍姆的认知行为疗法（BT）[39]。

8. 森田疗法

森田疗法于1918年由日本慈惠医大的森田正马教授创立，森田疗法既是森田先生年轻时亲身与神经质症苦斗的体验，也是在20年治疗精神症的临床经验的基础上发展起来的，具有鲜明的东方特色的一种临床技术。由于此疗法在临床实践中效果明显，逐渐得到了精神学家的承认，并受到欧美医学界的重视。后来，森田先生的继承者对此疗法进行了不断的修改和发展，修改后的森田疗法被称为新森田疗法[39]。

9. 音乐疗法

通过生理和心理两个方面的途径来治疗疾病。音乐声波的频率和声压会引起生理上的反应。音乐的频率、节奏和有规律的声波振动，是一种物理能量，而适度的物理能量会引起人体组织细胞发生和谐共振现象，能使颅腔、胸腔或某一组织产生共振，这种声波引起的共振现象，会直接影响人的脑电波、心率、呼吸节奏等[43]。

五、胃下垂伴焦虑抑郁患者的中医治疗

传统的中医学中，虽没有心身疾病这一病名，但中医很早就认识到"情志因素"在疾病的病因病机中起主要作用。《黄帝内经》[11]等有关中医文献关于"形神合一"的学说已涵盖现代心身医学的主要内容，且具有较为完整的心身医学思想。中医对消化系统疾病的认识具有其先进性和优越性。中医学的核理论之一就强调了"整体观念"，即人与自然、社会环境的统一性及人体自身的完整性，强调了人体是一个具有自我调节和自我适应能力的有机整体，强调"形神一体"，即形体（人体）与精神（情绪、思想、性格等心理活动）两者既相互依存，又相互制约，认为形神统一是生命存在的保证。早在《素问·阴阳应象大论》中就已明确提出精神情绪等心理因素与机体及疾病的关系，如"人有五脏化五气，以生喜怒悲思恐。故喜怒伤气，……暴怒伤阴，暴喜伤阳"，又有"喜伤心""怒伤肝""悲伤肺""伤脾""恐伤肾"。故在临床治疗中，应同时心身兼顾[43]。

治疗原则：①从肝论治。中医治疗首治肝，即从肝论治。疏肝理气之法是治疗消化心身疾病最常用、最主要的治法。②心胃同治。治疗消化系统心身疾病，在重视肝主疏泄，调畅情志的作用的同时，勿忽视中医"心"为五脏之大主，特别是心主神志对脾胃的影响[36]。

很多专家认为消化心身疾病的中医辨证可归纳为：肝胃不和证、肝郁血虚证、心脾两虚证、肝脾不调证、脾肾阳虚证、气滞痰凝证、气滞血瘀证、六郁气滞证、气逆上冲证、肝郁躁狂证、心神不宁证、胆郁痰扰证、心肾不交证。临床中可根据辨证结果选择中药处方或中成药进行治疗[36]。

除了药物治疗，还可选用非药物治疗，具体如下。

（1）情志相胜法：又称以情胜情法、五志相胜法、以情克情法等。与现代医学中的"行为矫正疗法"相似[36]。

（2）顺志从欲法：是指顺从患者的情志和心理需要予以满足，即通过满足患者的意愿、情感和生理需要，来达到祛除心理障碍的一种心理治疗方法。与现代医学的支持疗法相似[36]。

（3）音乐疗法：《素问·阴阳应象大论》认为"人有五脏化五气，以生喜怒悲忧恐"。而五音与脏腑的五种情志变化具有"同声相应"的规律，即可以用"五音"谱写的相应乐曲调式来刺激补益相应的脏腑功能，这可以称之为中医的音乐疗法，也是音乐疗法最早的记载[36]。

（4）移精变气法：此法来源于中国古代巫医祝由治病。《素问·移精变气论》曰："古之治病，唯其移精变气，可祝由而已。"医生根据患者的客观表现，分析病情，说明发病的缘由，转移患者的不良的病理体验、精神因素，改变气机紊乱状态，使"精神内守"，从而达到治病的目的，故称为"移精变气法"[36]。

（5）移情易性法：与现代医学的期望疗法相似，是根据患者的不同病情，不同心理和不同环境、条件，采取不同的治疗措施以分散、转移患者对疾病的注意力[36]。

此外，还有暗示疗法、针灸、推拿、拔罐、敷贴、耳穴、理疗、水疗、体疗、太极拳等方法，对消化系统心身疾病治疗均有一定帮助[36]。

六、生存质量

生存质量（quality of life，QOL）原本是一个社会学概念，作为宏观评定不同国家社会发展水平的重要指标。世界卫生组织（WHO）将其定义为不同文化和价值体系中的个人对于其目标、期望、标准及其所关注的问题有关联的生存状况的主观体验。QOL 主要包含 6 个领域的身体机能：身体状况、心理状况、生活环境、社会关系、独立能力、宗教信仰和精神寄托[44]。

在医学领域中，生存质量还是相对于生命数量（寿命）而言的一个概念，主要是指个体生理、心理、社会功能 3 个方面的状态评定，即健康相关的生存质量（health related quality of life，HRQOL）。HRQOL 是从患者角度全面评价主观感受，以及健康状况对日常生活和社会心理影响的指标。日常功能、健康感知度、生命满意度及不定期的卫生保健均与 HRQOL 密切相关。评价 HRQOL 的工具有三种类型：综合性评价、一般性评价及疾病特异性评价工具。一般通过面谈法、观察法、量表法三种方法进行评定[44]。

一般采用健康状况调查问卷（SF－36）及患者报告结局量表（PRO）对患者进行评估[36]。

（一）健康状况调查问卷

健康状况调查问卷（the short-form-36 health survey，SF－36），又称简化 36 项医疗结局研究量表，是目前国际上最为常用的生命质量标准化测量工具之一。SF－36 主要测量有关健康的 8 个方面，包括躯体功能（PF）、躯体健康问题导致的角色受限（RP）、躯体疼痛（BP）、总体健康感（GH）、生命活力（VT）、社交功能（SF）、情感问题所致的角色受限（RE）、精神健康（MH）。SF－36 可以自评，也可以他评。其计分方法是根据各条目不同的权重，计算分量表中各条目积分之和得到分量表的粗积分，将粗积分转换为 0～100 的标准分。量表分数越高，表明生命质量越好[45]。

（二）患者报告结局量表

美国食品药品监督管理局（Food and Drug Administration，FDA）在2006年将患者报告结局量表（patient reported outcomes，PRO）定义为任何来自患者的，有关其健康状况和治疗效果的报告。这是一个广义的概念，包括临床实践中的许多项内容：① 患者症状的报告；② 患者身体、心理和社会活动的功能状态；③ 患者的健康行为；④ 患者对于不同治疗表达出的不同倾向性，以及患者表示希望（或不希望）参加某项治疗的愿望；⑤ 患者对治疗的满意度；⑥ 患者对于医患之间的沟通，合作治疗及治疗获得手段等方面的报告[44]。

参 考 文 献

［1］王冰.黄帝内经素问[M].北京：人民卫生出版社，1963：8,9.

［2］贾丽娜，王兴娟.睡眠不足对机体代谢的影响[J].现代预防医学，2007，34（6）：1061,1062.

［3］ALFANO C A, GAMBLE A L. The role of sleep in childhood psychiatric disorders [J]. Child & Youth Care Forum, 2009, 38（6）: 327 – 340.

［4］HARVEY A G. Sleep and circadian functioning: critical mechanisms in the mood disorders? [J]. Annual review of clinical psychology, 2011, 7（1）: 297 – 319.

［5］MICHAL K, GAL S, AVI S. Sleep and emotions: Bidirectional links and underlying mechanisms[J]. International Journal of Psychophysiology, 2013, 89（2）: 218 – 228.

［6］WALKER M P, VAN DER H E. Overnight therapy? The role of sleep in emotional brain processing[J]. Psychological bulletin, 2009, 135（5）: 731 – 748.

［7］岑敏敏，周笑笑，王婷，等.被动吸烟对胃肠道动力影响的实验研究[J].辽宁中医药大学学报，2010,12（10）：63,64.

［8］王永学.中医不同方药对大鼠急性酒精性胃黏膜损伤防治作用的实验研究[D].北京：北京中医药大学，2013.

［9］张声生.中医临床诊疗指南释义脾胃病分册[M].北京：中国中医药出版社，2015：90 – 94.

［10］卢娅，刘露路，王珏，等.精神心理因素与功能性消化不良的关系及治疗进展[J].现代医药卫生，2018,34（16）：2489 – 2492.

［11］姜泊.胃肠病学[M].北京：人民卫生出版社，2015：65.

［12］朱厚煜居敬堂刻本.灵枢经[M].北京：人民卫生出版社，1963：101.

［13］马贵同.常见脾胃疾病的中医预防和护养[M].上海：复旦大学出版社，2013：76,77.

［14］李长龄.药理学[M].北京：北京大学医学出版社，2010：199 – 201.

［15］吴斌.疼痛诊疗学[M].长春：吉林科学技术出版社，2007：609 – 611.

［16］骆仲遥.内科诊疗：全书[M].北京：中国科学技术出版社，2008：98.

［17］宋俊生，杜元灏，于春泉.中医药调治亚健康[M].北京：中国中医药出版社，2009：124 – 130.

［18］赵思俭.津门医粹（第1辑）[M].天津：天津科学技术出版社，1989：711.

［19］范炳华,许丽.推拿养生保健学［M］.杭州：浙江科学技术出版社,2012：68,69.

［20］王华,杜元灏.针灸学［M］.第9版.北京：中国中医药出版社,2017：48－167.

［21］孙国杰.针灸学［M］.第2版,北京：人民卫生出版社,2011：791,792.

［22］石学敏.针灸治疗学［M］.第2版,北京：人民卫生出版社,2011：431,432.

［23］王启才.针灸治疗学［M］.北京：中国中医药出版社,2007：108.

［24］朱震亨.格致余论［M］.北京：人民卫生出版社,2005：41.

［25］张文义.内病外治临床指南［M］.北京：中医古籍出版社,2016：90－93.

［26］刘占文.中医养生学［M］.北京：中国中医药出版社,2012：388.

［27］郭海英.中医养生学［M］.北京：中国中医药出版社,2009：102,103.

［28］洪迈.夷坚志［M］.北京：中华书局,1981：479.

［29］范晔.后汉书［M］.郑州：中州古籍出版社,1996：779.

［30］刘开艳.仰卧起坐治胃下垂［J］.解放军健康,2008,(1)：23.

［31］李乾构,王自.中医胃肠病学［M］.北京：中国医药科技出版社,1993：224.

［32］金旭明,刘翠芹.体育疗法在胃下垂康复治疗中的应用体会［J］.中国疗养医学,2011,20(4)：315.

［33］侯永梅.心理社会因素对心身疾病的影响［J］.中国临床康复,2004,8(12)：2358,2359.

［34］赵荣莱.心身医学与中医脾胃病［J］.北京中医药,2008,27(10)：770,771.

［35］姚宏昌.重视消化系统心身疾病的研究［J］.中华消化杂志,2001,21(3)：133,134.

［36］李军祥,陈誩,冯五金,等.消化心身疾病中西医结合整体诊治专家指导意见(2017年)［J］.中国中西医结合消化杂志,2018,26(1)：9－17.

［37］林国君.医学心理学［M］.西安：西安交通大学出版社,2015：154,55.

［38］郭念锋.心理咨询师二级［M］.北京：民族出版社,2005：147－240.

［39］张燕冰,杨斯环,张莉,等.放松训练对脑电、情绪的影响及与人格特征的关系［J］.中国心理卫生杂志,2004,18(1)：21－23,17.

［40］侯永梅,胡佩诚.渐进性肌肉放松在临床治疗应用中的研究与进展［J］.中国组织工程研究与临床康复,2008,12(7)：1331－1336.

［41］丁成标.催眠与心理治疗［M］.武汉：武汉大学出版社,2005：11.

［42］包祖晓.焦虑症诊治心悟［M］.北京：人民军医出版社,2015：174,175.

［43］顾亚亮.心理咨询与心理治疗［M］.北京：清华大学出版社,2016：279－286.

［44］陈立早,王丽菊,邓长辉,等.康复医学工作管理手册［M］.北京：科学技术文献出版社,2016：126.

［45］张明园,何燕玲.现代精神医学丛书 精神科评定量表手册［M］.长沙：湖南科学技术出版社,2015.